【本草精华系列丛书】

百药炮制

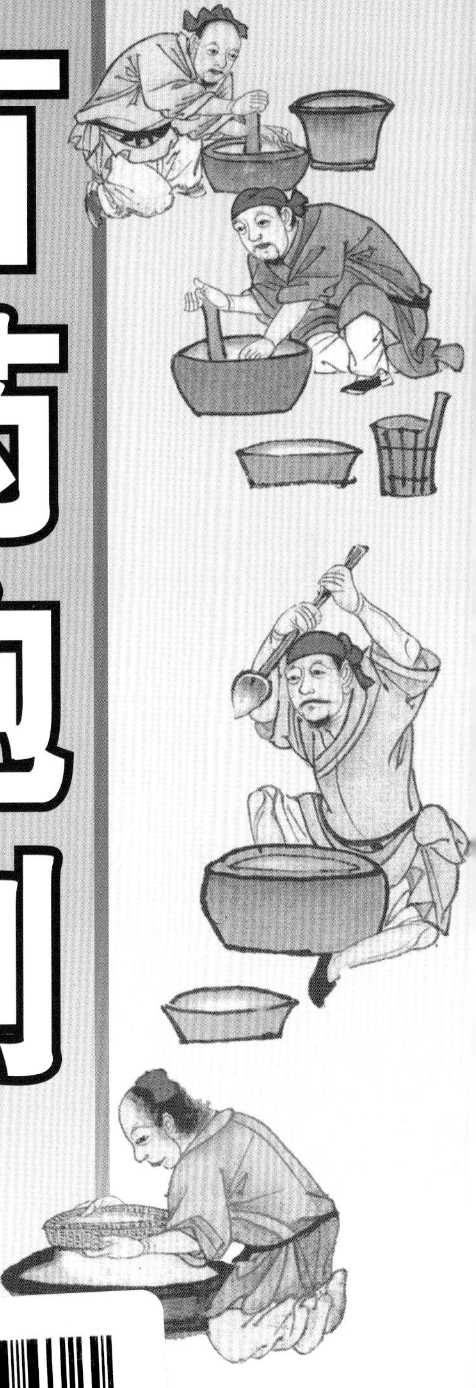

著振
邪气补中益气力长肌肉主头而
怒头风眼眩下气止腰痛补虚劳羸

伤中补虚

中国中医药出版社

·北京·

赵中振 主编

U0346092

图书在版编目（CIP）数据

百药炮制 / 赵中振主编 . —北京：中国中医药出版社，2020.11
（本草精华系列丛书）

ISBN 978-7-5132-5034-4

Ⅰ . ①百…　Ⅱ . ①赵…　Ⅲ . ①中药炮制学—基本知识
Ⅳ . ① R283

中国版本图书馆 CIP 数据核字（2018）第 121048 号

中国中医药出版社出版

北京经济技术开发区科创十三街 31 号院二区 8 号楼
邮政编码　100176
传真　010-64405750
河北品睿印刷有限公司
各地新华书店经销

开本 880×1230　1/32　印张 8　字数 182 千字
2020 年 11 月第 1 版　2020 年 11 月第 1 次印刷
书号　ISBN 978 – 7 – 5132 – 5034 – 4

定价　49.00 元
网址　www.cptcm.com

社 长 热 线　010-64405720
购 书 热 线　010-89535836
维 权 打 假　010-64405753

微信服务号　zgzyycbs
微商城网址　https://kdt.im/LIdUGr
官 方 微 博　http://e.weibo.com/cptcm
天猫旗舰店网址　https://zgzyycbs.tmall.com

如有印装质量问题请与本社出版部联系（010-64405510）

《百药炮制》编委会

主　　编　赵中振

副 主 编　李　林　梁之桃

编　　委　赵中振　李　林　梁之桃　陈虎彪　禹志领

　　　　　于　涛　吕光华　李丽媚

编写助理　李　沁　杨　华　蓝永豪　郭　平　洪雪榕

　　　　　吴孟华　王亚琼　王胜勇　周梦佳　黄　冉

药材与饮片摄影　陈虎彪

鸣谢

特别鸣谢以下人士提供指导和宝贵意见：

张贤哲、邬家林、蔡宝昌、陆兔林、邵怡、殷放宙、毛春芹

特别鸣谢以下单位提供药材、饮片：

广东康美药业股份有限公司

浙江中医药大学中药饮片厂

四川成都新荷花中药饮片有限公司

江西药都樟树中药饮片有限公司

在与西方学者交流时，常常遇到这样的提问，西方草药与中药的主要区别点在哪里？

笔者认为，大致可以概括为两点：一是复方用药，二是炮制加工。复方指的是在中医理论指导之下灵活用药，体现了辨证论治的精髓。中药炮制方法虽多种多样，但其主要目的在于减毒与增效。《中国药典》收载了551种中药材，有379种需要切制或炮制后才可入药。炮制作为中药的另一特点，"蒸、炒、炙、煅"是一般西草药所没有的，即使在东方应用中药的国家中，进行炮制的也是不多见的。越南有一些，日本集中在地黄、附子等有限的几种，而韩国则是单一一种——红参（高丽参），却为韩国开拓了品牌，带来了不可估量的经济效益。

炮制与中药的安全使用密切相关。临床上出现一些中药毒副作用事件，往往与炮制不规范有关。据调查在过去20年当中，在中国内地有将近5000例附子中毒事故出现，香港也发生过服用川乌和草乌造成的乌头碱中毒事故，附子、川乌、草乌经规范炮制后，毒性均会大幅度下降。

中药炮制与中药鉴定一样，是中药标准化的基础。2005年，我在国际草药论坛（Forum Herbal Harmonization，FHH）上提出了这一观点，得到与会者的赞同。此后4年中，我们的研究组围绕中药炮制进行了系统的研究。《百药炮制》是我们研究工作的一部分，书中所录内容是基于文献考察、市场调查与实验研究的一些心得。

《百药炮制》呈现给读者，是希望对中医药的教育普及与深入研究工作添砖加瓦。

感谢研究组同仁的共同努力，更要感谢热心的读者与出版社的支持。

赵中振

2020 年 1 月

编写说明

1. 本书共收录 112 味常用中药，249 种饮片规格，选录名单参考《中国药典》，结合海内外临床使用现状调查后确定。

2. 本书的编排按药物来源顺序，即植物类（98 味）、动物类（7 味）、矿物类（7 味）。

3. 每味中药收载的主要内容有

（1）药材名称

包括药材中文名、药材名汉语拼音、药材拉丁名。

（2）来源

包括动、植物的科名、学名及药用部位，以及药材的传统采收加工方法。对《中国药典》收录的多来源中药材，在正文项下选用代表品种，其他来源品种在附注中加以说明。

（3）性味功效

记述药材的性味及主要功效。主要参照《中国药典》和《中华本草》的记述。

（4）饮片比较

a. 依次参考《中国药典》《中华本草》，结合饮片的来源、炮制方法、处方惯用名选定饮片名称。

b. 主要将《中国药典》《全国中药炮制规范》《中华本草》等专著内容，结合各省区现行的炮制方法进行比较。

c. 主要根据历代本草所载的炮制经验及现代研究成果，比较不同炮制品之间功效的差异。

（5）评注

对部分炮制品的近现代研究及临床安全用药注意点加以注明。

（6）饮片特征

以彩色照片展现中药饮片的主要性状鉴别特征，并重点比较不同规格炮制品间的性状差异。

4．图片

（1）本书收录的所有照片，取自经鉴定的原药材及饮片。拍照实物均保存于香港浸会大学中国银行（香港）中药标本中心。

（2）本书所收录的部分传统中药炮制工艺图选自明代《补遗雷公炮制便览》及《本草品汇精要》等古籍，并注以《雷公炮炙论》中的原文。对原书中植物插图有明显错误者则补充原植物彩色照片。

5．本书附有拉丁学名索引及中文名称索引。

6．本书附有主要参考文献。

7．本书所用的计量单位均为法定计量单位，以国际通用单位符号表示，如长度单位以 cm（厘米）、mm（毫米）表示。

[目　录]

总论

中药炮制
——中药标准化的关键问题之一

炮制是中药有别于西方草药与中国民间草药的重要特点，中药炮制与中药鉴定一样，是中药标准化的基础。

中药炮制是中医用药的一大特色。《中国药典》收载了551种中药材，有379种需要切制或炮制后才可入药，其中108种明确需要一定的工艺炮制才可药用。日本、美国、英国及欧盟等国药典，则很少涉及药材炮制的内容，仅收录生药或其所提取的化学物质。

炮制与中药安全用药密切相关。临床上出现一些中药毒副作用事件，往往与炮制不规范有关，据调查过去20年当中，在中国内地有将近5000例附子中毒事故；香港地区也发生过服用川乌和草乌造成的乌头碱中毒事故。

中药炮制在我国有着悠久的历史，伴随着中医药的产生而出现，伴随着中医药的发展而发展。现今海内外中药市场炮制品种颇混乱，这一点应当引起人们的高度重视。本文将就中药炮制的现状及研究进展做一介绍，并对中药炮制的发展进行一些探讨。

一、中药炮制的定义、方法和历史沿革

（一）定义

中药炮制是根据中医药理论，依照辨证施治，用药需要，药物自身性质，以及调剂、制剂的不同要求，所选取的一项制药技术。中药在商品形式上看，包括原药材、饮片、中成药及近年出现的中药配方颗粒，中医临床多数使用饮片入药，因此处方用药均离不开炮制。不少中成药的原料也是需要一定炮制的。简言之，中药炮制即是指将中药材加工成中药饮片的技术。

（二）方法

中药炮制方法多种多样，其主要目的在于减毒与增效。中药炮制的基本工序主要分为净制、切制和炮炙，其中炮炙包括炒、炙、蒸、煅和煮等方法。《中国药典》载有15种中药的炮制方法，主要的方法（见表1）有：

1. 炒法：将净选和切制过的药物置炒制容器内，不加辅料或加固体辅料，用不同火力加热，并不断翻动或转动使之达到一定程度的炮制方法，称为炒法。例如干姜，经炒制后，称为炮姜（砂炒至表面棕褐色）、姜炭（炒至表面焦

黑色）。干姜具有温中散寒，回阳通脉，燥湿消痰的功效；炮姜侧重温中止痛，温经止血的功效；姜炭侧重于固涩止血。

2. 炙法：将净选和切制过的药物，加入一定量的**液体辅料**拌炒，使辅料逐渐渗入药物组织内部的炮制方法，称为炙法。炙法根据所用辅料的不同，可分酒炙、醋炙、盐炙、蜜炙、姜汁炙和羊脂油炙等。例如甘草，取炼蜜，加适量开水稀释后，淋入净甘草片中拌匀，焖润，置炒制容器内，用文火加热，炒至老黄色、不黏手时，取出晾凉。生甘草具有清热解毒，祛痰止咳的功效；蜜炙后，长于补脾和胃，益气复脉。

表1 《中国药典》(2005)收载的主要中药炮制方法

炮制方法	辅料	举例
清炒		姜炭 Zingiberis Rhizoma (charred)
加固体辅料炒	土	土白术 Atractylodis Macrocephalae Rhizoma (processed with terra)
	麸	麸炒苍术 Atractylodis Rhizoma (processed with bran)
	米	米党参 Codonopsis Radix (processed with rice)
	砂	炮姜 Zingiberis Rhizoma (processed with sand)
炙	酒	酒当归 Angelicae Sinensis Radix (processed with wine)
	醋	醋柴胡 Bupleuri Radix (processed with vinegar)
	盐水	盐杜仲 Eucommiae Cortex (processed with salt)
	炼蜜	蜜甘草 Glycyrrhizae Radix et Rhizoma (processed with refined honey)
	姜汁	姜黄连 Coptidis Rhizoma (processed with ginger juice)
	羊脂油	油淫羊藿 Epimedii Folium (Processed with refined suet)
蒸	清蒸	红参 Ginseng Radix et Rhizoma Rurba
	盐水	盐巴戟天 Morindae Officinalis Radix (processed with salt)
	黑豆汁	制何首乌 Polygoni Multiflori Radix Praeparata (processed with black bean juice)
	醋	醋五味子 Schisandrae Chinensis Fructus (processed with vinegar)
	黄酒	酒黄精 Polygonati Rhizoma (processed with wine)
煅		煅石膏 Gypsum Ustum

炮制方法	辅料	举例
煮		制川乌 Aconiti Radix (Cocta)
	食用胆巴	制附子 Aconiti Lateralis Radix Praeparata (processed with brine)
	生姜、白矾	制天南星 Rhizoma Arisaematis (Preparatum)
	生姜、白矾	姜半夏 Pinelliae Rhizoma (Praeparatumcum Zingibere et Alumine)

3. 蒸法：将净选和切制过的药物不加辅料或加辅料（如盐、药汁、醋、酒等），装入蒸制容器内隔水加热至一定程度的方法，称为蒸法。例如何首乌，取何首乌片或块，用黑豆汁拌匀，置非铁质的容器内，蒸至汁液吸尽，药物呈棕褐色，取出，干燥，称为制何首乌。生何首乌具有解毒，消痈，润肠通便的功效；制何首乌则有补肝肾，益精血，乌须发和强筋骨的功效。

4. 煅法：将药物直接放于无烟炉火中或适当的耐火容器内煅烧的一种方法，称为煅法。煅法主要适用于矿物类中药，质地坚硬的贝壳类、化石类药物及一些需要制炭的药物。例如石膏，取净石膏块，置无烟炉火或耐火容器内，用武火加热，煅至红透，取出，凉后碾碎。生石膏具有清热泻火，除烦止渴的功效；炮制后的煅石膏则具有收湿，生肌，敛疮，止血的功能。

中国香港卫生署公布的第一类31种毒剧中药当中，很多特指一些药材的生品，一旦这些生品经过炮制后则另当别论，如生附子炮制后的制附子，生半夏炮制后的清半夏、姜半夏和法半夏，生天南星炮制后的制天南星等。

一些药材品种的炮制方法也不止一种，不同炮制方法使药性发生不同的改变，如当归的炮制品有酒当归和当归炭等；附子的炮制品有黑顺片、白附片、炮附片和淡附片等（见表2）。

表2　当归与附子的不同炮制方法与功效

品种	主要炮制方法	功效	样品图
当归	原药材→除杂质→洗净→稍润→切薄片→干燥	补血，调经，润肠通便	 1 cm

品种	主要炮制方法	功效	样品图
酒当归	当归片→黄酒拌匀→稍焖润→置炒制容器内→用文火加热,炒至深黄色→取出晾干	活血通经,祛瘀止痛	1 cm
当归炭	当归片→置炒制容器内→用中火加热→炒至微黑色→取出晾干	止血补血	1 cm
黑顺片	取泥附子→洗净→浸入食用胆巴的水溶液中→煮至透心→捞出→水漂→纵切成厚约0.5 cm的片→再用水浸漂→用调色液使附片染成浓茶色→取出,蒸至出现油面、有光泽后→烘至半干,再晒干或继续烘干	回阳救逆,补火助阳,逐风寒湿邪	1 cm
白附片	泥附子→洗净→浸入食用胆巴的水溶液中→连同浸液煮至透心→捞出→剥去外皮→纵切成厚约0.3cm的片→用水浸漂→取出,蒸透→晒干	回阳救逆,补火助阳,逐风寒湿邪	1 cm
炮附片	取砂置锅内→用武火炒热→加入净附片→拌炒至鼓起并微变色→取出→筛去砂→放凉	温肾暖脾	1 cm
淡附片	泥附子→洗净→浸入食用胆巴的水溶液中→加食盐→浸泡→晒晾→制成盐附子→用清水浸漂→与甘草、黑豆加水共煮至透心,至切开后口尝无麻舌感时→取出→除去甘草,黑豆→切薄片→晒干	回阳救逆,散寒止痛	1 cm

（三）历史沿革

中药炮制具有悠久的历史，马王堆出土的公元前2世纪的《五十二病方》已经记载有中药炮制内容，包括燔、煅、熬、酒醋渍等方法。约成书于公元5世纪的《雷公炮炙论》，首次总结了前人炮制方面的经验，是中国的第一部炮制专著。1662年刊行的《炮炙大法》则是另一部论述炮制的专著。至清代，张仲岩著《修事指南》为中国第三部炮制专著，该书广泛吸取了各家本草著作中有关炮制的文献资料，尤其是《证类本草》和《本草纲目》。此外，中国历代大量的本草著作和方书均有中药炮制内容记载，其中在很多医书中记载的炮制方法更是凝聚了古代中医的临床用药心得。明代彩绘《补遗雷公炮制便览》湮没400多年之后再度问世，该书共14卷，配有精美的彩图1193幅，其中包括罕见的219幅炮制图，为中药炮制的研究提供了宝贵资料。仅举二例：药材炮制图包括了当时所用的切药铡刀、杵、臼、研钵、锅、灶、坛、罐等炮制工具和设备以及众多炮制的场景（图1A）；附子炮制图，显示出附子炮制拌辅料、煮、晒、流水漂洗和切片的工序（图1B），类似一图解中药炮制的标准操作规程。王孝涛等人已对部分古代文献记载的中药炮制方法进行了汇编。目前，中药炮制学已经发展成为一门研究炮制理论、工艺、规格标准、历史沿革及其发展方向的学科。

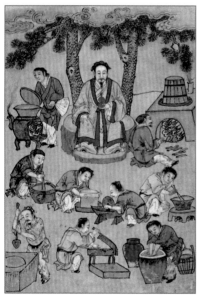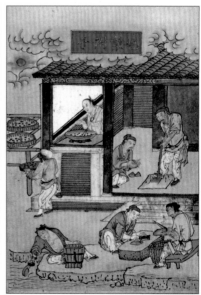

图1 《补遗雷公炮制便览》记载的卷首炮制图（左）和炮制附子图（右）

二、炮制现状

中医药学界对中药炮制有一个共识：遵古炮制。回顾中药炮制发展，可以看到中药炮制工艺已经发生了巨大变化，是与时俱进的。从这个意义上讲，"遵古炮制"体现的是一种原则，因此对于以谁为准、以哪个时代为准，莫衷一是。

（一）古今炮制不一

目前，有些中药古今炮制方法不一致。如何首乌，古代文献记载的炮制方法有净制、切制、不加辅料制和加辅料制，其中《本草纲目》记载："何首乌……竹刀刮去粗皮，米泔水浸一夜切片，用黑豆三升，每次用三升三合三勺，以水泡过，砂锅内铺豆一层，首乌一层，重重铺尽蒸之，豆熟取出去豆，将何首乌晒干，再以豆蒸，如此九蒸九晒乃用米泔豆共制法。"强调何首乌要"九蒸九晒"；当前何首乌炮制的方法主要有黑豆汁蒸、黑豆汁炖、清蒸、黑豆汁黄酒蒸、水蒸气蒸和高压蒸，炮制时间3~40小时不等，并未完全沿用古代的炮制方法。

（二）一药数法，因地而异

目前，中国尚未实施统一的炮制规范，除国家标准外，尚有地方标准，不同省区以及不同厂家，采用的炮制方法也有所不同。《中国药典》（2005版）尽管收载了108种需要一定工艺炮制的品种，但仍然有很多炮制品种未被收载。如天麻，《中国药典》记载："洗净，润透或蒸软，切薄片，干燥。"《福建省中药炮制规范》则收录了姜制天麻和酒制天麻的炮制品种。再如制天南星，《湖南省中药材炮制规范》采用姜汁加明矾腌制和浸泡后再煮，以口嚼稍有麻感为度取出，而《福建省中药炮制规范》则采用生姜片加明矾后直接煮，煮至无干心时取出。

除炮制工序的不同外，辅料的使用也有较大的出入，如《湖南省中药材炮制规范》中炮制熟大黄时，采用白酒作辅料，而福建、安徽和广西等地的中药材炮制规范则采用黄酒做辅料。中药炮制常用辅料当中，酒、醋、蜜在浓度、种类或用量方面有不同，但目前市售中成药以及临床中医师开具的处方中饮片并未加以任何区别。

这种"一药数法，因地而异"的现象应加以科学评价，建立统一的炮制方法和标准。

（三）国外药典与中国药典对炮制记载的差异

尽管很多欧美国家的药典收载了植物药，也包括部分中药，但是均缺乏炮制内容，迄今中药的炮制已引起国际的关注。《韩国草药典》收载了383种草药，有炮制条目的仅有9种，分别为：蕲蛇、白矾、沙苑子、紫河车、磁石、蛤壳、鱼鳔、自然铜、胖大海，其中磁石的炮制为煅，而《中国药典》则为煅后醋淬法。《越南药典》与《韩国草药典》一样，具有单列的炮制条目，也记载有关于药材炮制的内容，但一些品种的炮制方法与《中国药典》记载有明显不同，如表4所示。《日本药典》(第15版)收录了几种草药品种的炮制方法，但并非单列炮制条目，而是附载于草药来源的条目，一些品种的炮制方法与《中国药典》记载也有不同。

表3 《越南药典》《日本药局方》和《中国药典》收载的当归、地黄、干姜、山茱萸和马钱子炮制方法的比较

品名	越南药典	日本药局方	中国药典
当归 Angelicae Sinensis Radix (stir-baked with wine)	酒精(含40% 乙醇)炒制，当归片每100公斤，用酒精(含40% 乙醇)10公斤	热水灼	黄酒炒制，当归片每100公斤，用黄酒10公斤
地黄 Rehmanniae Radix	酒和姜蒸制或乙醇蒸制或清蒸	清蒸或不蒸	黄酒炖或清蒸（单列熟地黄项）
干姜 Zingiberis Rhizoma	除去杂质，洗净，日照或低温干燥	热水灼	除去杂质，洗净，干燥；制炭；砂烫炮制（单列炮姜项）
山茱萸 Fructus Corni (processed with wine)	酒制，山茱萸每10公斤，用0.6~1公升酒	无记载炮制内容	黄酒制，山茱萸每100公斤，用黄酒20公斤
马钱子 Strychni Semen	砂炒至鼓起并显深棕色或深栗色 麻油制马钱子：取净马钱子，水或米泔水浸一天一夜，或反复水浸多次，直至变软，除去外壳，切薄片；低温干燥后麻油浸一夜，取出，然后炒至黄色，放凉备用	无炮制内容记载	砂炒至鼓起并显棕褐色或深棕色

（四）炮制质控标准亟待加强

中药的安全用药与质量控制至为重要，而目前中药炮制工艺的质量控制指标为另一薄弱环节。中药炮制工艺过程往往依靠工人的经验判断，主观性强，

缺乏科学的质量评价标准，如制川乌时"口尝微有麻舌感时，取出"，制何首乌时"蒸至内外均呈棕褐色"等。

此外，中药经过炮制后，其药效也会发生相应变化，《中国药典》并没有具体明确的炮制名称。如中药"附子"项下包含了"黑顺片""白附片""淡附片"和"炮附片"四种炮制品；"大黄"项下包含"酒大黄""熟大黄"和"大黄炭"等，但它们的拉丁学名未加细分，统称为"Preparata"。

（五）研究进展

中药炮制的主要目的是减毒增效，由于加热以及使用酒、醋、药汁等辅料处理，炮制前后化学成分将会不同。现代研究证实中药炮制前后，一些成分含量增加或一些成分含量减少，或化学结构类型发生改变，或上述几种变化同时发生。这些造成化学成分含量的变化，主要是由于炮制过程中，化学成分的结构发生相互转化导致的。

例如附子，生附子主要含毒性的双酯型二萜类生物碱——乌头碱（aconitine）、中乌头碱（mesaconitine）和次乌头碱（hypaconitine），经过炮制后，双酯型生物碱发生水解或分解，转变为毒性低的苯甲酰单酯型生物碱：苯甲酰乌头原碱（benzoylaconine）、苯甲酰中乌头碱（benzoylmesaconine）和苯甲酰次乌头碱（benzoylhypaconine），从而降低毒性。

如人参在蒸制过程中，丙二酸单酰基人参皂苷会因受热水解脱去丙二酸，天然的原苷被水解为次级苷，部分天然S-构型的人参皂苷转变为R-构型，从而产生红参具有的特有成分。

除化学成分结构发生转化导致含量升高或降低外，也有由于在炮制过程中增加化学成分溶出率导致变化的，如酒制黄连有利于生物碱成分的溶出。

由于炮制后，化学成分发生了变化，中药的功效和药理活性亦随之发生改变，对中药炮制前后的药理活性研究也是现代研究的重点。

除了对炮制前后的化学成分和药理活性进行研究外，现代研究也对炮制工艺进行了探讨，如最佳炮制工艺评价以及改进传统炮制设备或方法。对中药炮制传统工艺的改进和创新有助于中药饮片工业化生产。

三、前景展望

2010版《中国药典》与2005年版不同点之一，是在药材项下单列饮片质量标准，并将性味与归经、功能与主治的内容从药材项移到了饮片项下。尽管2010年版《中国药典》收录了439个饮片标准，绝大部分炮制品尚缺乏与药材不同的质量评价指标，但已反映出单独制定炮制品的质量标准的必要性。中药炮制品的质量标准不同于药材。中药炮制品的质量标准不同于药材。如前面所述可知原药材经过炮制以后，其化学成分可产生多方面的变化，作为质量评价指标的化学成分与原药材应有所不同。因此对炮制品的质量研究是亟待加强的研究方向。

　　中药传统炮制工艺随着技术的不断进步，传统手工作坊的中药炮制生产已经逐步改变，见图2。炮制工艺的研究对于促进中药炮制标准化提供了科学依据，但也存在不足之处。现代研究在优化炮制工艺的时候，仅以一些中药的指标性成分或药理活性作为评价指标不能有效反映炮制工艺的合理性和可行性，建议以化学指纹图谱结合药理活性作为指标综合评价。中药炮制为中医药的一大特色，与保障中药安全性与疗效密切相关。规范中药炮制工艺，建立中药炮制的标准为当务之急。

　　总之，建立统一、科学的中药炮制规范有助于中药的质量控制，是中药标准化的关键步骤之一。

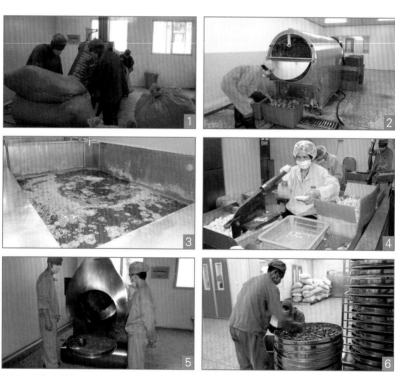

图2　现代中药炮制工艺图(1：贮藏；2：净选；3：浸泡；4：切制；5：炒制；6：蒸制)

各论

- 植物类药
- 动物类药
- 矿物类药

植物类药

人参
Renshen

学名：Ginseng Radix et Rhizoma

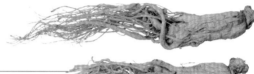
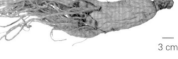

—— 3 cm

 来　源　五加科植物人参 *Panax ginseng* C. A. Mey 的干燥根及根茎。多于秋季采挖，洗净经晒干或烘干。栽培的俗称"园参"；播种在山林状态下自然生长的又称"林下参"，习称"籽海"。

 性味功效　甘、微苦，平。大补元气，复脉固脱，补脾益肺，生津，安神。

 饮片比较

	制作方法	功效
生晒参	取原药材，除去杂质，用时除去芦头，洗净，润透，切薄片，干燥；或用时粉碎、捣碎	**生品** | 偏于补气生津，多用于气阴不足、津伤口渴、消渴等，以清补为佳
红参	取原药材，洗净，蒸制，干燥为红参；用时除去芦头，蒸软后或稍浸后烤软，切薄片，或用时粉碎、捣碎	**制品** | 经蒸制后，味甘而厚，性偏温；大补元气，复脉固脱，益气摄血；多用于气血亏虚，脉微肢冷，气不摄血，崩漏下血，心力衰竭，心源性休克；以温补见长

评注　人参在清洗过程中需特别注意不要刷破、刮掉外皮、据报道，人参的皮部皂苷含量达8%，刷破后会导致有效成分的流失。传统认为人参芦头有催吐作用，故入药时需除去芦头，达到"去芦者免吐"的炮制目的。

另有高丽红参，为产自朝鲜或韩国的五加科植物人参 *Panax ginseng* C. A. Mey 的干燥根及根茎蒸制后经增色增味定型后而成的，其来源、炮制方法和作用均与国产红参基本一致。

▼ 生晒参 | 体轻，质脆，有特异香气，味微苦甘

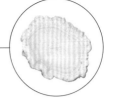

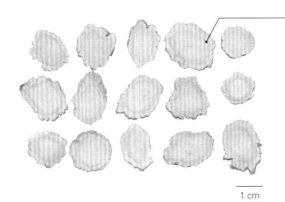

切面平坦，白色或灰白色，粉性，显放射状裂隙，习称"菊花纹"

1 cm

▼ 红参 | 质硬而脆，气微香，味甘，微苦

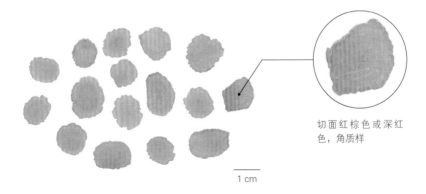

切面红棕色或深红色，角质样

1 cm

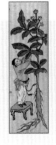

《补遗雷公炮制便览》人参图 ▶
《雷公炮炙论》："凡采得，阴干，去四边芦头并黑者，锉入药中。"

三棱

Sanleng

学名：Sparganii Rhizoma

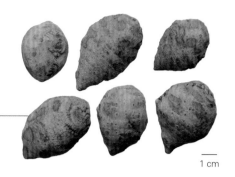

1 cm

 来　源　黑三棱科植物黑三棱 *Sparganium stoloniferum* Buch. –Ham. 的干燥块茎。冬季至次年春采挖，洗净，削去外皮，晒干。

 性味功效　辛、苦，平。破血行气，消积止痛。

 饮片比较

	制作方法	功效
三棱	取原药材，除去杂质，大小分开，浸泡至六七成透时，闷润至透，切薄片，干燥	生品｜为血中气药，破血行气，消积之力较强。用于血滞经闭，产后瘀滞腹痛，癥瘕积聚，食积痰滞，脘腹胀痛，慢性肝炎或迁延性肝炎等证
醋三棱	取净三棱片，加醋拌匀，闷润至醋被吸尽，置炒制容器中，文火炒干，取出，放凉。每100公斤三棱片，用醋15公斤	制品｜主入血分，增强破瘀散结，止痛的作用。用于瘀滞经闭腹痛，癥瘕积聚，心腹疼痛，胁下胀痛等症

评注　三棱质硬，传统需浸泡、闷润后才可切制，易导致有效成分损失，应注意防止，可选用一些较为现代的药材软化方法，如减压冷浸法等。

三棱为血中气药，生品破血行气、消积；醋制后主入血分，以破瘀散结和止痛见长，临床应用需注意区别。

▼ 三棱 | 质地坚实硬脆，气微，味淡，嚼之微有麻辣感

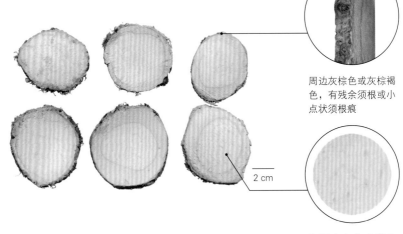

2 cm

周边灰棕色或灰棕褐色，有残余须根或小点状须根痕

切面灰白色或黄白色，粗糙，有较多明显的细筋脉点

▼ 醋三棱 | 质地坚实硬脆，微有醋气，味微酸

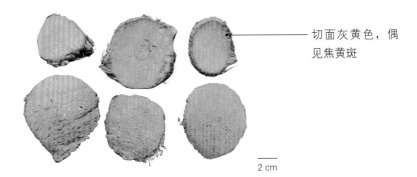

切面灰黄色，偶见焦黄斑

2 cm

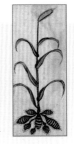

《补遗雷公炮制便览》三棱图 ▶

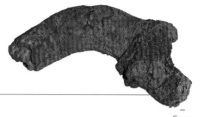

大黄

Dahuang

学名：Rhei Radix et Rhizoma

5 cm

 来　源　蓼科植物药用大黄 *Rheum officinale* Baill. 的干燥根及根茎。秋末茎叶枯萎或次春发芽前采挖，除去细根，刮去外皮，切瓣或段，绳穿成串干燥或直接干燥。

 性味功效　苦，寒。泻热通肠，凉血解毒，逐瘀通经。

 饮片比较　大黄、酒大黄、熟大黄、大黄炭

	制作方法	功效
大黄	取原药材，除去杂质，洗净，润透，切厚片或块，晾干	苦寒，沉降，气味重浊，走而不守，直达下焦，泻下作用峻烈，攻积导滞，泻火解毒力强。用于实热便秘，高热，谵语发狂，吐血，衄血，湿热黄疸，痈疮肿毒，里急后重，血瘀经闭，产后瘀阻腹痛，癥瘕积聚，跌打损伤；外治烧烫伤等症
酒大黄	取大黄片或块与黄酒拌匀，闷润至酒被吸尽时，置炒制容器内，用文火炒干，取出，放凉。每100公斤大黄片或块，用黄酒10公斤	泻下作用稍缓，并借酒升提之性，引药上行，以清上焦实热为主。用于血热妄行之吐血；衄血及火邪上炎所致的目赤肿痛
大黄炭	取大黄片或块，置炒制容器内，用武火炒至外表呈焦黑色，内焦褐色，喷淋适量清水，熄灭火星，取出，晾干	泻下作用极微，并有止血作用。用于大肠有积滞的大便出血及热邪伤络，血不归经之呕血、咯血等症

评注　《中国药典》尚收载掌叶大黄 *Rheum palmatum* L.、唐古特大黄 *Rheum tanguticum* Maxim. ex Balf. 的干燥根及根茎，亦作大黄药用。

大黄不同的炮制工艺，使大黄的部分化学成分发生了量和质的改变，如熟大黄所含的结合蒽醌较生大黄降低3/4左右，而游离蒽醌只降低1/4左右。这种改变一方面降低了大黄"伤阴血""伤胃气"等副作用，一方面也调整了药效，使其适应不同的病证和病人。

制作方法	功效
熟大黄 1.取大黄片或块，置蒸制容器内，用蒸汽加热至大黄内外均呈黑色为度，取出，干燥 2.取大黄片或块，用黄酒拌匀，闷至酒被吸尽，置适宜容器内密封，隔水炖至大黄内外均呈黑色时，取出，干燥。每100公斤大黄片或块，用黄酒30公斤	泻下作用缓和，减轻腹痛之副作用，并增强活血祛瘀的作用。用于瘀血内停，腹部肿块，月经停闭等证

▼ 大黄 ┃ 质轻，气清香，味苦而微涩，嚼之黏牙

切面黄棕色或黄褐色，中心有纹理，微显朱砂点，习称"锦纹"

— 1 cm

▼ 酒大黄 ┃ 略有酒香气，味苦

表面深棕色或深褐色，偶有焦斑

— 1 cm

▼ 大黄炭 ┃ 质轻而脆，味微苦

表面焦黑色

— 1 cm

▼ 熟大黄 ┃ 质坚实，味微苦，有特异芳香气

表面黑褐色

— 1 cm

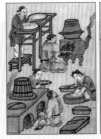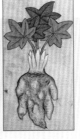

《补遗雷公炮制便览》大黄炮制图 ▶

《雷公炮炙论》："凡使，细切，内容如水旋斑，紧重，锉，蒸，从已到未，晒干。又洒腊水蒸，从未至亥，如此蒸七度。晒干，却洒薄蜜水，再蒸一伏时。其大黄，擘，如乌膏样，于日中晒干，用之为妙。"

大蓟

Daji

学名：Cirsii Japonici Herba

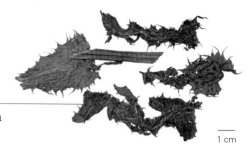

1 cm

 来　源　菊科植物蓟 *Cirsium japonicum* Fisch. ex DC. 的干燥地上部分。夏、秋二季花开时采割地上部分，除去杂质，晒干。

 性味功效　甘、苦，凉。凉血止血，祛瘀消肿。

 饮片比较

	制作方法	功效
大蓟	取原药材，除去杂质，抢水洗或润软后，切段，低温干燥，即得	生品｜以凉血消肿力胜，常用于热淋、痈肿疮毒及热邪偏盛出血证
大蓟炭	取大蓟段，置炒制容器内，用武火炒至表面焦黑色，喷淋清水少许，取出，灭尽火星，取出晾凉	制品｜凉性减弱，收敛止血作用增强，用于吐血、咯血、呕血、嗽血等出血较急者

评注

大蓟、小蓟在古代常混用，且药用部位亦不统一，大蓟炭为应用较早的炭药，著名的止血方剂十灰散即含有大蓟炭。

古代除生大蓟、大蓟炭入药外，尚有取汁应用。近代的临床研究亦显示鲜根或鲜汁具有治疗肺结核、高血压、上消化道出血、乳腺炎等作用。

▼ 大蓟 | 气微，味淡。

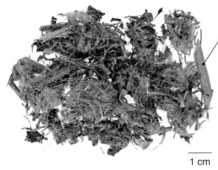

1 cm

茎表面有数条纵棱，髓部疏松或中空

头状花序多破碎，灰白色羽状冠毛散在

叶片褐绿，皱缩，多破碎，边缘具不等长的针刺

▼ 大蓟炭 | 质地疏脆，气焦香，味苦。

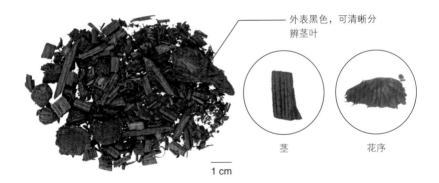

1 cm

外表黑色，可清晰分辨茎叶

茎

花序

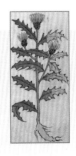

《补遗雷公炮制便览》大蓟图 ▶

山茱萸
Shanzhuyu

学名：Corni Fructus

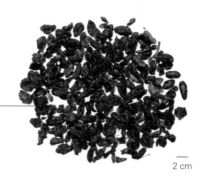

— 2 cm

 来　源　山茱萸科植物山茱萸 *Cornus officinalis* Sieb. et Zucc. 的干燥成熟果肉。秋末冬初果皮变红时采收果实，用文火烘或置沸水中略烫后，及时除去果核，干燥。

性味功效　酸、涩，微温。补益肝肾，涩精固脱。

 饮片比较

	制作方法	功效
山萸肉	取原药材，除去杂质和残留果核	**生品** | 长于敛汗固脱。用于自汗或大汗不止，阴虚盗汗
酒萸肉	取净山萸肉，加黄酒拌匀，闷润，待黄酒被吸尽，置密闭容器内隔水炖，或置蒸制容器内蒸至酒吸尽，取出，干燥。每100公斤山萸肉，用黄酒20公斤	**制品** | 补肝肾作用增强，多入滋补剂。常用于眩晕耳鸣，阳痿遗精，尿频，遗尿，月经过多或崩漏，腰部酸痛，胁肋疼痛，目暗不明等

评注　山茱萸药性平和，微温不燥，阴虚阳虚皆可应用，虽为固涩之品，但敛正气不敛邪气，且能流通血脉；为了增加补肝肾的作用，临床上除敛汗生用外，均以蒸用为主。

山茱萸需去核方可入药，因"去核者免滑"，虽然历代医家提出过不同见解，但"核能滑精"和"取肉去核"的认识一直占主导地位。现代研究也发现果核和果肉的成分和作用具有一定区别，且果核所占重量大，不去核势必影响药的品质。

▼ 山萸肉 | 质柔软，气微，味酸、涩、微苦。

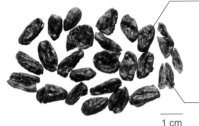

不规则的片状或
囊状，多破裂而
皱缩，外表面紫
红色，略有光泽

1 cm

内表面色较浅，
不光滑，对光透
视有数条略突起
的淡黄色纵皱纹

▼ 酒萸肉 | 质滋润柔软，微有酒气。

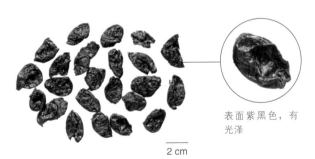

表面紫黑色，有
光泽

2 cm

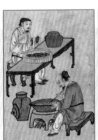
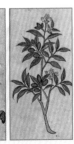

《补遗雷公炮制便览》山茱萸炮制图 ▶
《雷公炮炙论》："使山茱萸，须去内
核。每修事，去核了，一斤，取肉皮
用，只秤成四两已来，缓火熬之方用。"

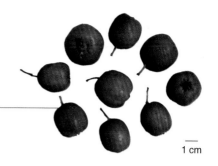

山楂
Shanzha

学名：Crataegi Fructus

———
1 cm

 来　源 蔷薇科植物山里红*Crataegus pinnatifida* Bge. var. *major* N. E. Br. 的干燥成熟果实。秋季果实成熟时采收，切片，干燥。

 性味功效 酸、甘，微温。消食健胃，行气散瘀。

 饮片比较

	制作方法	功效
山楂	取原药材，除去杂质及脱落的核	**生品**｜擅长活血化瘀，消食作用亦强。常用于血瘀经闭，产后瘀阻腹痛，疝气疼痛以及高脂血症、高血压、冠心病等心血管疾病；亦用于食积停滞
炒山楂	取净山楂，置炒制容器内，用中火炒至色变深，取出，晾凉	**制品**｜酸味减弱，可缓和对胃的刺激性，善于消食化积。常用于积食停滞，脾虚食滞
焦山楂	取净山楂，置炒制容器内，用中火炒至表面焦褐色，内部黄褐色，取出，晾凉	**制品**｜不仅酸味减弱，并增加了苦味，长于消食止泻。多用于食积腹泻

评注　《中国药典》尚收载山楂 *Crataegus pinnatifida* Bge. 的干燥成熟果实，亦作山楂药用。

山楂中的总黄酮和总有机酸主要集中在果肉中，山楂核中含量甚微，而山楂核又占整个药材重量的40%左右，故去核入药是合理的。

山楂临床使用时，如治疗心血管疾病，以生用为宜；对其他炮制品的使用则需灵活，如病人虽然瘀滞明显，但兼有脾虚腹胀时，则宜选炒山楂，若更兼有泛酸现象者，则以焦山楂为宜，因生山楂虽然消积作用较强，但也克伐正气，且酸性较强，对胃有一定刺激性；焦山楂虽然作用较缓，但无上述弊端。

▼ 山楂 | 气微清香，味酸微甜。

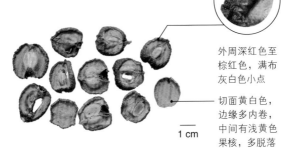

外周深红色至棕红色，满布灰白色小点

切面黄白色，边缘多内卷，中间有浅黄色果核，多脱落

—— 1 cm

▼ 炒山楂 | 味酸微甜而苦。

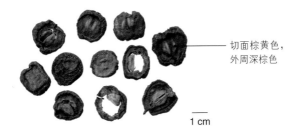

切面棕黄色，外周深棕色

—— 1 cm

▼ 焦山楂 | 有焦香气，味微酸而苦。

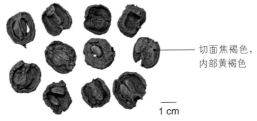

切面焦褐色，内部黄褐色

—— 1 cm

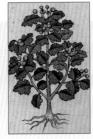

《补遗雷公炮制便览》山楂图 ▶

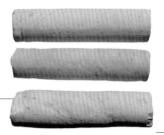

山药
Shanyao

学名：Dioscoreae Rhizoma

—
2 cm

 来　源　薯蓣科植物薯蓣 *Dioscorea opposita* Thunb. 的干燥根茎。冬季茎叶枯萎后采挖，切去根头，洗净，除去外皮及须根，干燥习称"毛山药"；也有选择肥大顺直的干燥山药，置清水中，浸至无干心，闷透，切齐两端，用木板搓成圆柱状，晒干，打光，习称"光山药"。

 性味功效　甘，平。补脾养胃，生津益肺，补肾涩精。

 饮片比较

	制作方法	功效
山药	取原药材，除去杂质，大小分开，洗净，润透，切厚片，干燥，筛去碎屑	**生品** ┃ 以补肾生精，益脾肺之阴为主。用于肾虚遗精，尿频，肺虚咳喘，阴虚消渴等证
麸炒山药	取麦麸，撒在热锅中，加热至冒烟时，加入净山药片，迅速翻动，用中火炒至表面呈黄色，取出，筛去麦麸，放凉。每100公斤山药片，用麦麸10公斤	**制品** ┃ 以补脾健胃，益肾固精为主。用于脾虚泄泻，久痢不止，尿频，遗尿，带下等证

评注　山药临床以生用为主，广泛应用于脾胃虚弱、肺虚咳喘、阴虚消渴和肝肾阴虚等证的方剂配伍，如六味地黄丸、金匮肾气丸等，而在脾虚久泻、泄泻便溏时才偶用麸炒山药。山药具有很好的保健作用，故鲜山药亦可直接食用或榨汁饮用。

由于现代市场过于注重饮片的外观，导致山药一般都经过硫黄熏制，以求达到漂白、防虫等目的，但过量的硫黄色必然会影响到山药饮片的内在品质，因此这一方法值得商榷。

▼ 山药 | 质地坚脆，粉性，无臭，味淡、微酸，嚼之微黏。

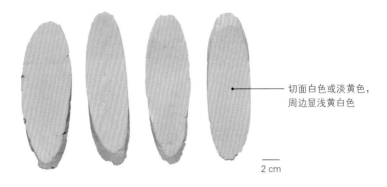

切面白色或淡黄色，
周边显浅黄白色

2 cm

▼ 麸炒山药 | 质地坚脆，粉性，略具焦香气。

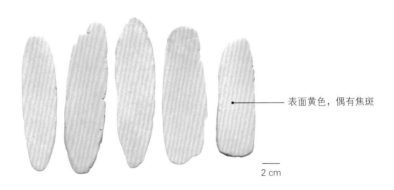

表面黄色，偶有焦斑

2 cm

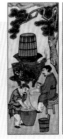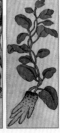

《补遗雷公炮制便览》薯蓣炮制图 ▶
《雷公炮炙论》："若采得，用铜刀削去
上赤皮，洗去涎，蒸用。"

川木香
Chuanmuxiang

学名：Vladimiriae Radix

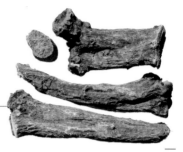

—
2 cm

 来　　源　菊科植物川木香 *Vladimiria souliei*（Franch.）Ling 的干燥根。
秋季采挖，除去须根、泥沙及根头上的胶状物，干燥。

性味功效　辛、苦，温。行气止痛。

 饮片比较

	制作方法	功效
川木香	除去杂质及"油头"，洗净，润透，切厚片，干燥	生品｜气芳香而辛散温通，擅长于调中宣滞，行气止痛。用于脾胃气滞所致的食积不化、脘腹胀痛，或用于脾运失常，导致肝失疏泄，症见胁肋胀痛等
煨川木香	取净川木香片，在铁丝匾中，用一层草纸，一层川木香片，间隔平铺数层，置炉火旁或烘干室内，烘煨至川木香中所含的挥发油渗至纸上，取出，放凉	制品｜增强实肠止泻的作用，多用于脾虚泄泻、肠鸣腹痛等证

评注　《中国药典》尚收载灰毛川木香 *Vladimiria souliei*（Franch.）Ling var. *cinerea* Ling 的干燥根，亦作川木香药用。

川木香的主要活性成分为挥发油，其中尤以烯醇类及内酯类化合物为主。其生品为治疗脘腹气滞胀痛之常用药，煨制后，挥发油成分在减少的同时，物理化学性质也发生了一定的变化，主要用于各种泄泻。

药理实验证实，煨制川木香的抑制肠管蠕动作用显著增强。

▼ 川木香 ┃ 体较轻，质硬脆，气微香，味苦，嚼之黏牙。

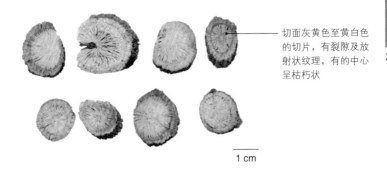

切面灰黄色至黄白色的切片，有裂隙及放射状纹理，有的中心呈枯朽状

1 cm

▼ 煨川木香 ┃ 香气减弱。

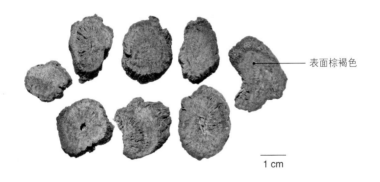

表面棕褐色

1 cm

《补遗雷公炮制便览》木香图 ▶

《雷公炮炙论》记载："凡使，其香是芦蔓根条，左盘旋。采得二十九日，方硬如朽骨，硬碎。其有芦头丁盖子色青者，是木香神也。"

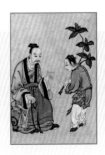

川乌
Chuanwu

学名：Aconiti Radix

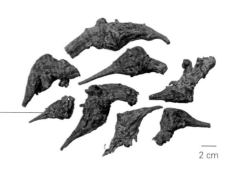

2 cm

 来　源　毛茛科植物乌头 *Aconitum carmichaeli* Debx. 的干燥母根。6月下旬至8月上旬采挖，除去子根、须根及泥沙，晒干。

 性味功效　辛、苦，热，有大毒。祛风除湿，温经止痛。

饮片比较

	制作方法	功效
川乌	取原药材，除去杂质。用时捣碎	**生品** | 有大毒，多外用，以温经止痛为主。用于风冷牙痛，头风头痛，腰脚冷痛，疥癣，痈肿，麻醉止痛等证
制川乌	取川乌，大小个分开，用水浸至内无干心，取出，加水煮沸4~6小时（或蒸6~8小时）至取大个及实心者切开内无白心，口尝微有麻舌感时，取出，晾至六成干，切片，干燥	**制品** | 毒性降低，可供内服。用于风寒湿痹，肢体疼痛，麻木不仁，心腹冷痛，寒疝腹痛，阴疽肿痛

评注　川乌炮制目的是降低毒性，通过现代研究发现，川乌的毒性源自双酯型乌头碱，川乌通过炮制，使极毒的双酯型乌头碱 C_8 位上的乙酰基分解，得到相应的苯甲酰单酯碱，其毒性为双酯型乌头碱的1/50~1/100；再进一步将 C_{14} 位上的苯甲酰基分解，得到乌头原碱，其毒性仅为双酯型乌头碱的1/2000~1/4000。炮制过程中的加热、加水和加压处理就是促进其水解反应的手段。

▼ 川乌 | 质坚实，味辛辣、麻舌。

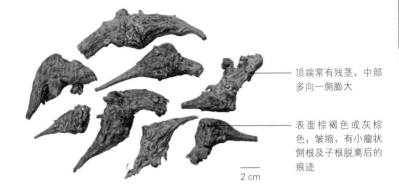

顶端常有残茎，中部多向一侧膨大

表面棕褐色或灰棕色，皱缩，有小瘤状侧根及子根脱离后的痕迹

2 cm

▼ 制川乌 | 体轻，质脆，味微有麻舌感。

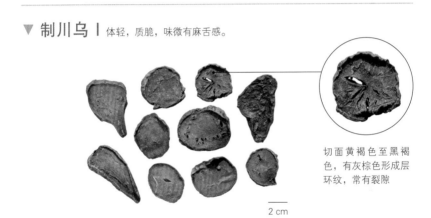

切面黄褐色至黑褐色，有灰棕色形成层环纹，常有裂隙

2 cm

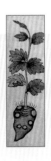

《补遗雷公炮制便览》乌头图 ▶

丹参
Danshen

学名：Salviae Miltiorrhizae Radix et Rhizoma

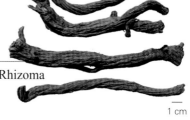

—
1 cm

 来　源　唇形科植物丹参 *Salvia miltiorrhiza* Bge. 的干燥根及根茎。春、秋二季采挖，除去泥沙，干燥。

性味功效　苦，微寒。祛瘀止痛，活血通经，清心除烦。

饮片比较

	制作方法	功效
丹参	取原药材，除去杂质及残茎，洗净，润透，切厚片，干燥	生品∣祛瘀止痛，清心除烦力强，因其性偏寒凉，故多用于血热瘀滞所致的疮痈，产后瘀滞疼痛，经闭腹痛，心腹疼痛及肢体疼痛等证
酒丹参	取丹参片，加黄酒拌匀，闷润至酒被吸尽后，置炒制容器内，用文火炒至紫褐色，微有焦斑，取出，放凉。每100公斤丹参片，用黄酒10公斤	制品∣寒凉之性缓和，活血祛瘀、调经之功增强，并能通行血脉，善治妇女月经不调。多用于月经不调，血滞经闭，恶露不下，心胸疼痛，癥瘕积聚等证

评注　丹参中有两类活性成分，一类是脂溶性成分，如丹参酮类、丹参内酯等；一类是水溶性成分，如丹参素、丹参酸类，均有较强的心血管药理作用。有研究显示，丹参酒制后，水溶性酚酸类成分的含量显著提高，有助于增强活血调经、镇痛作用。

▼ **丹参** | 质硬而脆，气微，味微苦涩。

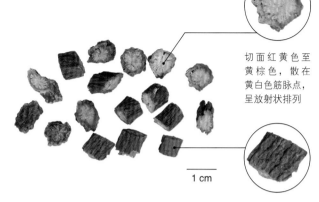

切面红黄色至黄棕色，散在黄白色筋脉点，呈放射状排列

1 cm

周边外表暗棕红色，粗糙，具纵皱纹

▼ **酒丹参** | 有酒香气，味微苦涩。

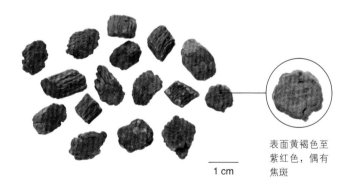

表面黄褐色至紫红色，偶有焦斑

1 cm

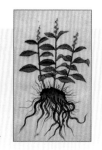

《补遗雷公炮制便览》丹参图 ▶

五味子

Wuweizi

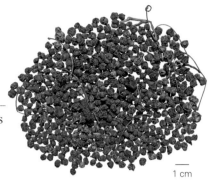

1 cm

学名：Fructus Schisandrae Chinensis

 来　源　木兰科植物五味子 *Schisandra chinensis*（Turcz.）Baill.
干燥成熟果实。习称"北五味子"。秋季果实成熟时采摘，
晒干或蒸后晒干，除去果梗及杂质。

 性味功效　酸、甘，温。收敛固涩，益气生津，补肾宁心。

 饮片比较

	制作方法	功效
五味子	取原药材，除去杂质。用时捣碎	生品丨长于敛肺止咳，生津敛汗。用于咳喘，体虚多汗，津伤口渴；亦能涩精止泻
醋五味子	取净五味子，加醋搅拌匀，置适宜容器内，密闭，蒸至黑色，取出，干燥，用时捣碎。每100公斤五味子，用醋20公斤	制品丨酸涩收敛功能增强，故涩精止泻作用更强。多用于遗精滑泄，久泻不止；亦可用于久咳肺虚耗散者

评注　五味子因"五味俱全"而得名，炮制后挥发油减少，种子内的木脂素成分含量增高，与古人强调"入药不去核"的观点相合。

生五味子和醋五味子的功用基本一致，只是醋制品收敛作用更强，更适合久病滑脱不禁或肺气耗散的纯虚之证；生品适当配伍可用于外感咳嗽，而醋制品则不宜。在古代也有"入补药熟用，入嗽药生用"的说法。

▼ 五味子 | 味酸，种子破碎后，有香气。

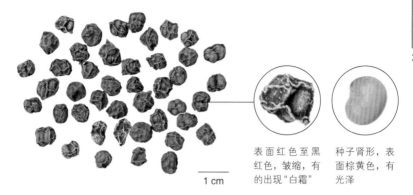

1 cm

表面红色至黑红色，皱缩，有的出现"白霜"

种子肾形，表面棕黄色，有光泽

▼ 醋五味子 | 果肉柔软，有黏性，微具醋气。

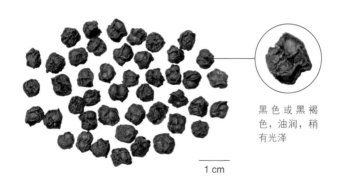

1 cm

黑色或黑褐色，油润，稍有光泽

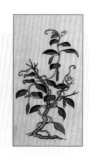

《补遗雷公炮制便览》五味子图 ▶
《雷公炮炙论》："凡用，以铜刀劈作两片，用蜜浸蒸，从巳至申，却，以浆水浸一宿，焙干用。"

天南星
Tiannanxing

学名：Arisaematis Rhizoma

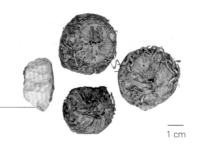

—— 1 cm

 来　源　天南星科植物天南星 *Arisaema erubescens*（Wall.）Schott 的干燥块茎。秋、冬二季茎叶枯萎时采挖，除去须根及外皮，干燥。

 性味功效　苦，辛，温；有毒。燥湿化痰，祛风止痉，散结消肿。

 饮片比较

	制作方法	功效
天南星	取原药材，除去杂质，洗净，干燥	**生品 l** 辛温燥烈，有毒，多外用，以消肿散结力胜，用于痈疽、瘰疬等证；内服以祛风止痉为主，多用于破伤风等证
制天南星	取净天南星，按大小分别用水浸泡，每日换水2~3次，如起白沫时，换水后加白矾(每100公斤天南星，加白矾2公斤)，泡一日后，再进行换水，至切开口尝微有麻舌感时取出。将生姜片、白矾置锅内加适量水煮沸后，倒入天南星共煮至无干心时取出，除去姜片，晾至四至六成干，切薄片，干燥。每100公斤天南星，用生姜、白矾各12.5公斤	**制品 l** 毒性降低，燥湿化痰作用增强。用于顽痰咳嗽，胸膈胀闷，痰阻眩晕等证

评注　生天南星被列入香港常见毒剧中药31种名单。《中国药典》尚收载异叶天南星 *Arisaema heterophyllum* Bl. 或东北天南星 *Arisaema amurense* Maxim. 的干燥块茎，亦作天南星药用。

天南星古代炮制方法繁多，有姜制、醋制、煨制和石灰制、药汁制等五十多种，应用最多的辅料为姜、胆汁、白矾、皂角、甘草等，因白矾的去麻作用明显优于其他辅料，故白矾常作为炮制天南星的首选辅料。

现代沿用的还有用制天南星粉和胆汁制成的胆南星，除可降低毒性外，还可缓和燥烈之性，使药性由温转凉，味由辛转苦，功能由温化寒痰转化为清化热痰。

▼ 天南星 | 质坚硬，不易破碎，气微辛，味麻辣。

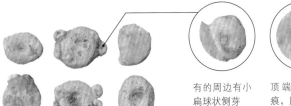

有的周边有小
扁球状侧芽

顶端凹陷的茎
痕，周围布散多
数麻点

——
1 cm

▼ 制天南星 | 质坚脆，味涩微麻。

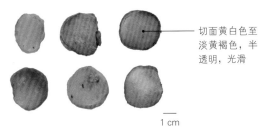

切面黄白色至
淡黄褐色，半
透明，光滑

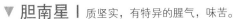

——
1 cm

▼ 胆南星 | 质坚实，有特异的腥气，味苦。

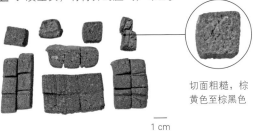

切面粗糙，棕
黄色至棕黑色

——
1 cm

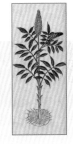

《本草品汇精要》天南星图 ▶

巴豆

Badou

学名：Crotonis Fructus

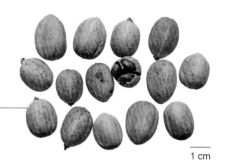

1 cm

来　源　大戟科植物巴豆 *Croton tiglium* L. 的干燥成熟果实。秋季果实成熟时采收，堆置2~3天，摊开，干燥。

性味功效　辛，热；有大毒。具峻下积滞，逐水消肿，豁痰利咽，蚀疮的功效。

饮片比较

	制作方法	功效
巴豆	取原药材，除去杂质，浸湿后用稠米汤或稠面汤拌匀，置日光下暴晒或烘干后去外壳，取仁	**生品丨**毒性强烈，仅供外用蚀疮。用于疥癣，疣痣，预防白喉
巴豆霜	1.取生巴豆仁，碾碎如泥，里层用纸，外层用布包严，蒸热，压榨除去大部分油脂，至脂肪油含量为18.0%~20.0%，取出碾细，过筛。2.取生巴豆仁碾细后，测定脂肪油含量，加适量的淀粉，混匀，使脂肪油含量为18.0%~20.0%	**制品丨**泻下作用缓和，毒性降低。多用于寒积便秘，乳食停滞，喉痹

评注　巴豆为温下药的代表，具有毒性，故历代对巴豆的炮制都很重视。现代研究发现巴豆的毒性主要来源于所含的巴豆油和毒性球蛋白，成人口服巴豆油20滴即会中毒致死。《中国药典》规定巴豆霜的含油量为18%~20%。

现行的两种制霜方法仍有不足之处，传统制霜法含油量不易控制，稀释法制霜因未经加热处理，毒性仍较大。

▼ **巴豆** | 油质，味辛辣。

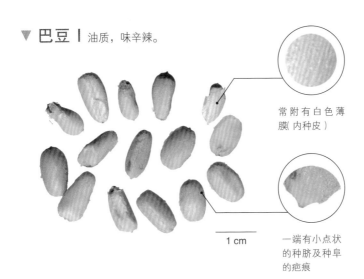

常附有白色薄
膜（内种皮）

一端有小点状
的种脐及种阜
的疤痕

1 cm

▼ **巴豆霜** | 显油性，无臭，味辛辣。

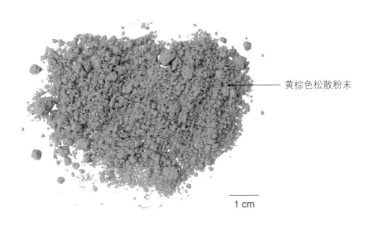

黄棕色松散粉末

1 cm

《补遗雷公炮制便览》巴豆炮制图 ▶
《雷公炮炙论》："凡修事巴豆，敲碎，
以麻油并酒等，可煮巴豆了研膏后用。
每修事一两，以酒、麻油各七合，尽
为度。"

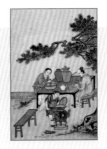

巴戟天
Bajitian

学名：Morindae Officinalis Radix

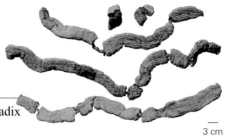

—
3 cm

 来　源　茜草科植物巴戟天 *Morinda officinalis* How. 的干燥根。全年均可采挖，洗净，除去须根，晒至六七成干，轻轻捶扁，晒干。

 性味功效　甘、辛，微温。补肾阳，强筋骨，祛风湿。

 饮片比较

	制作方法	功效
巴戟肉	取原药材，置蒸制容器内，加热蒸透，趁热除去木心，切段，干燥	生品丨味辛而温，以补肝肾祛风湿力胜，适用于肾虚而兼有风湿之证，多用于风冷腰痛，步行艰难，脚气水肿，肌肉萎缩无力等证
盐巴戟天	取原药材，用盐水拌匀，置蒸制容器内，加热蒸透，趁热除去木心，切段，干燥。每100公斤巴戟天，用食盐2公斤	制品丨功专入肾，且温而不燥，增强补肾助阳的作用，久服无伤阴之弊。常用于肾中元阳不足，阳痿早泄，腰膝酸软无力，宫冷不孕，小便频数等证
制巴戟天	取甘草，粉碎，加水煎汤，去渣，加入原药材拌匀，置适宜的容器内，加热煮透并使甘草液基本煮干为度，趁热除去木心，切段，干燥。每100公斤巴戟天，用甘草6公斤	制品丨味甘，增强补益作用，多用于脾肾亏损，胸中短气，腰脚疼痛，身重无力等证

评注　巴戟天传统入药要求去除根的木心部分，其目的是"去心免烦"，即避免病人烦躁。现代研究发现，其根的木心部分和根皮的化学成分有一定的差异，如微量元素锌、铁、锰含量较高，而有毒的铅在木心中含量较高。巴戟天的木心是否"令人烦躁"或具其他副作用，还有待于进一步的研究和探讨。

▼ 巴戟天 | 质韧肉厚，味甘，微涩。

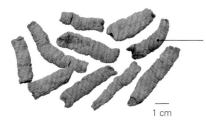

周边灰黄色，具纵纹及横裂纹

切面淡紫色，中空

▼ 盐巴戟天 | 质较软韧肉厚，气微，味甘微咸。

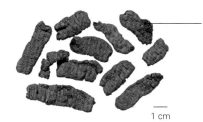

周边深褐色

切面紫褐色，中空

▼ 制巴戟天 | 质较软韧肉厚，气微，味甘。

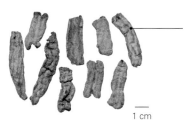

周边黄棕色

切面紫色，中空

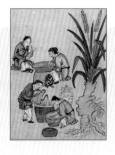

《补遗雷公炮制便览》巴戟天炮制图 ▶
《雷公炮炙论》："凡使，须用枸杞子汤浸一宿，待稍软，漉出，却，以酒浸一伏时，又漉出，同菊花同熬，令焦黄，去菊花，用布拭，令干用。"

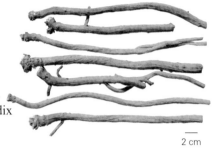

牛膝
Niuxi

学名：Achyranthis Bidentatae Radix

2 cm

 来　源　苋科植物牛膝 *Achyranthes bidentata* Bl. 的干燥根。冬季茎叶枯萎时采挖，除去须根及泥沙，捆成小把，晒至干皱后，将顶端切齐，晒干。

 性味功效　苦、酸，平。补肝肾，强筋骨，逐瘀通经，引血下行。

 饮片比较

	制作方法	功效
牛膝	取原药材，除去杂质，洗净，润透，除去残留芦头，切段，晒干	生品｜长于活血祛瘀，引血下行。用于瘀血阻滞的月经不调、痛经、闭经、癥瘕、产后瘀阻腹痛、阴虚阳亢、头目眩晕等证
酒牛膝	取净牛膝段，加黄酒拌匀，闷润至酒被吸尽后，置炒制容器内，用文火炒干，取出，放凉。每100公斤牛膝段，用黄酒10公斤	制品｜增强活血祛瘀，通经止痛的作用。用于风湿痹痛，肢体活动不利等证

评注　生牛膝兼有活血祛瘀和引血下行两方面的作用，酒制后增强活血祛瘀的作用。另外还有用盐水炮制牛膝的方法，通过盐制可以增强引血下行、补肝肾、强筋骨的作用。

▼ 牛膝 | 气微，味微甜而稍苦涩。

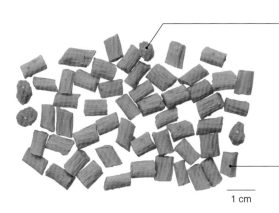

切面平坦，黄棕色，略呈角质样而油润，中心维管束木部较大，黄白色，外周散有多数筋脉点

外周灰黄色或淡棕色，有略扭曲而细微的纵皱纹、横长皮孔及稀疏的细根痕

1 cm

▼ 酒牛膝 | 质松，微有酒气。

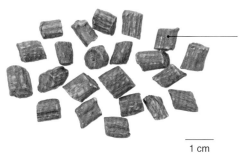

棕黄色，偶见焦斑

1 cm

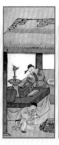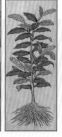

《补遗雷公炮制便览》牛膝炮制图 ▶
《雷公炮炙论》："凡使，去头并尘土，了，用黄精自然汁浸一宿，漉出，细锉，焙干用之。"

王不留行
Wangbuliuxing

学名：Vaccariae Semen

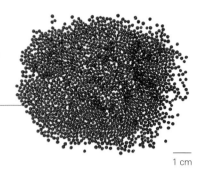

1 cm

 来　源　石竹科植物麦蓝菜 *Vaccaria segetalis*（Neck.）Garcke 的干燥成熟种子。夏季果实成熟、果皮尚未开裂时采割植株，晒干，打下种子，除去杂质，再晒干。

 性味功效　苦，平。活血通经，下乳消肿。

 饮片比较

	制作方法	功效
王不留行	取原药材，除去杂质，洗净，干燥	生品 | 长于消痈肿。用于乳痈，或其他疮痈肿痛
炒王不留行	取净王不留行，置炒制容器内，用中火炒至大多数爆开白花，取出，晾凉	制品 | 有效成分易于煎出，且性偏温，走散力较强，长于活血通经，下乳，利水通淋。用于产后乳汁不下，经闭，淋证，小便不利

评注　"穿山甲、王不留，妇人吃了乳长流"这句俗语道出了王不留行有很好的通经催乳作用，但因其种子细小，种壳坚硬，不易捣碎，煎出效果差，故一般均用炒爆后的王不留行。

为提高王不留行炮制品的爆花率，除了用常规的清炒法外，还可以使用红外线烘箱烘烤法、远红外辐射加热法、微波法、膨化法等。

▼ 王不留行 | 质硬，无臭，味微苦涩。

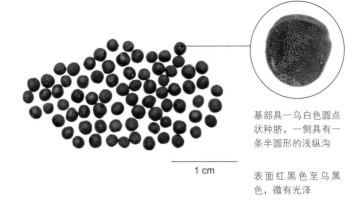

基部具一乌白色圆点
状种脐，一侧具有一
条半圆形的浅纵沟

表面红黑色至乌黑
色，微有光泽

1 cm

▼ 炒王不留行 | 质松脆，气香。

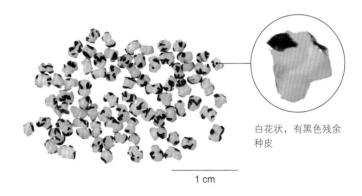

白花状，有黑色残余
种皮

1 cm

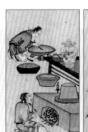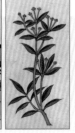

《补遗雷公炮制便览》王不留行炮制图 ▶
《雷公炮炙论》："凡采得，拌浑蒸，从
巳至未，出，却，下浆水浸一宿，至明
出，焙干用之。"

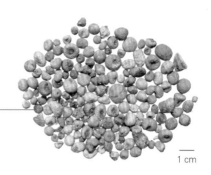

半夏
Banxia

学名：Pinelliae Rhizoma

———
1 cm

 来　源　天南星科植物半夏 *Pinellia ternata*（Thunb.）Breit. 的干燥块茎。夏、秋二季采挖，洗净，除去外皮及须根，晒干。

 性味功效　辛，温；有毒。燥湿化痰，降逆止呕，消痞散结。

 饮片比较　生半夏、清半夏、姜半夏、法半夏

	制作方法	功效
生半夏	取原药材，除去杂质。用时捣碎	有毒，能戟人喉咙，使人呕吐，咽喉肿痛，失音，不宜入丸散剂使用，但可随方入煎剂使用，以化痰止咳，消肿散结为主，用于疮痈肿毒，湿痰咳嗽等证
法半夏	取生半夏，大小分开，分别用水浸泡至内无干心，取出；另取甘草加适量水煎2次，合并煎液，倒入加适量水制成的石灰液中，搅匀，加入上述已浸透的半夏，浸泡，每日搅拌1~2次，并保持pH值12以上，至剖面黄色均匀，口尝微有麻舌感，取出，洗净，干燥。每100公斤生半夏，用甘草15公斤，生石灰10公斤	偏于祛寒痰，同时具有调脾和胃的作用，用于寒痰、湿痰、胃有痰浊不得卧等证

评注

半夏为常用中药，古代炮制法甚多，所涉及的辅料更是数不胜数。在宋代曾用陈皮、降香、草豆蔻、生姜等药炮制后的半夏，能开胃健脾，燥湿化痰，并且细嚼后口觉甘香，而成为一种老少皆宜的风味小食。

但生半夏有毒，这一点古人也早已认识到，《黄帝内经》中的"半夏秫米汤"即要求用"法半夏"，现代研究发现生半夏的毒性主要表现为对黏膜的刺激，导致失音、呕吐、水泻等副作用，其毒性来源和炮制减毒的机理还未明确，有待进一步研究。

	制作方法	功效
清半夏	取生半夏，大小分开，用8% 白矾溶液浸泡至内无干心，口尝微有麻舌感，取出，洗净，切厚片，干燥。每100公斤生半夏，用白矾20公斤	长于化痰，以燥湿化痰为主，用于湿痰咳嗽，痰热内结，风痰吐逆，痰涎凝聚，咯吐不出等证
姜半夏	取生半夏，大小分开，用水浸泡至内无干心时；另取生姜切片煎汤，加矾与半夏共煮透，取出，晾至半干，切薄片，干燥。每100公斤生半夏，用生姜25公斤，白矾12.5公斤	擅于止呕，以温中化痰，降逆止呕为主，用于痰饮呕吐，胃脘痞满，喉痹，瘰疬等证

▼ **生半夏** ┃ 质坚实，气微，味辛辣、麻舌而刺喉。

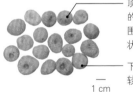

— 顶端有凹陷的茎痕，周围密布麻点状根痕

— 下面钝圆，较光滑

— 1 cm

▼ **法半夏** ┃ 味淡，口尝无麻舌感。

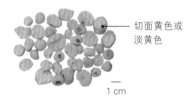

— 切面黄色或淡黄色

— 1 cm

▼ **清半夏** ┃ 质脆，易折断，气微，味微涩，微有麻舌感。

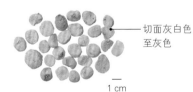

— 切面灰白色至灰色

— 1 cm

▼ **姜半夏** ┃ 质硬脆，气微香，味淡、微有麻舌感，嚼之略黏牙。

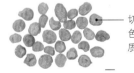

— 切面淡黄棕色，常具角质样光泽

— 1 cm

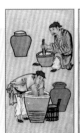
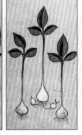

《补遗雷公炮制便览》半夏炮制图 ▶

《雷公炮炙论》："若修事半夏四两，用捣了白芥子末二两，头醋六两，二味搅令浊，将半夏投于中，洗三遍用之。"

瓜蒌子
Gualouzi

学名：Trichosanthis Semen

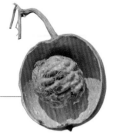
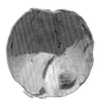

———
2 cm

 来　源 葫芦科植物栝楼 *Trichosanthes kirilowii* Maxim. 的干燥成熟
种子。秋季采摘成熟果实，剖开，取出种子，洗净，晒干。

 性味功效 甘，寒。润肺化痰，滑肠通便。

 饮片比较

	制作方法	功效
瓜蒌子	取原药材，除去杂质及干瘪的种子，洗净，晒干，用时捣碎	生品｜寒滑之性明显，长于清肺化痰，润肠通便，常用于痰热咳嗽，痰热结胸，肠燥便秘
炒瓜蒌子	取瓜蒌子，置炒制容器内，用文火炒至微鼓起，取出，晾凉。用时捣碎	制品｜寒性减弱，能理肺化痰，用于痰浊咳嗽

评注 《中国药典》尚收载双边栝楼 *Trichosanthes rosthornii* Harms. 的干燥成熟种子，亦作瓜蒌子药用。

生瓜蒌子有油闷气，有的病人服用剂量稍大，可引起恶心，炒后气微香，可避免恶心的副作用，并能提高煎出效果。在临床应用上，生品与炒制品功效差异不大，使用时区分并不太严格，但在肺肠燥热偏盛时，仍以生品为佳。

古代还有用蛤粉炒瓜蒌子的记载，从中医角度分析，既能增强瓜蒌子化痰止咳作用，又能除去部分油脂，减轻或消除滑肠的副作用，有深入研究的必要。

▼ 瓜蒌子 | 富油性，气微，味淡。

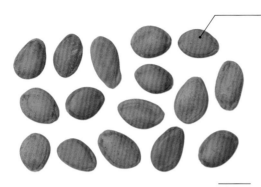

表面棕褐色，沟纹明显而环边较宽，顶端平截

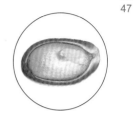

内种皮灰绿色，子叶黄白色

1 cm

▼ 炒瓜蒌子 | 具香气，味淡。

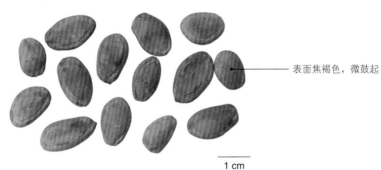

表面焦褐色，微鼓起

1 cm

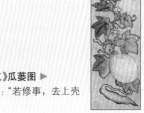

《补遗雷公炮制便览》瓜蒌图 ▶
《雷公炮炙论》记载："若修事，去上壳皮革膜并油了。"

甘草
Gancao

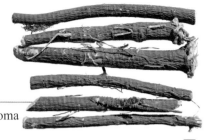

学名：Glycyrrhizae Radix et Rhizoma

2 cm

 来　源　豆科植物甘草 *Glycyrrhiza uralensis* Fisch 的干燥根及根茎。春、秋二季采挖，除去须根，晒干。

 性味功效　甘、平。补脾益气，清热解毒，祛痰止咳，缓急止痛，调和诸药。

饮片比较

	制作方法	功效
甘草	取原药材，除去杂质，粗细大小分档，洗净捞出，润透，切厚片，干燥，筛去灰屑	生品┃味甘偏凉，长于清热解毒，祛痰止咳。用于肺热咳嗽，痰黄，咽喉肿痛，痈疽疮毒，食物中毒等证
炙甘草	取炼蜜加沸水适量稀释，淋入甘草片中拌匀，闷透，置炒制容器内用文火炒至黄色或深黄色，不黏手时取出，晾凉。每100公斤甘草片，用炼蜜25公斤	制品┃味甘偏温，以补脾和胃，益气复脉力胜。用于脾胃虚弱，倦怠乏力，心动悸，脉结代等证

评注　《中国药典》尚收载胀果甘草 *Glycyrrhiza inflata* Bat. 或光果甘草 *Glycyrrhiza glabra* L. 的干燥根及根茎，亦作甘草药用。

生甘草和炙甘草虽然都有补脾益气的功效，皆能用于脾胃虚弱、倦怠乏力等证，但其功能与主治还是有所区别，生甘草侧重于清热解毒，祛痰止咳，缓急止痛等方面的应用，而炙甘草尤以益气复脉为特长，适用于心动悸，脉结代等证。

甘草在炮制时要防止水溶性有效成分甘草甜素等的流失，特别是在软化切片时，应避免在水中长时间浸泡。

▼ 甘草 | 质坚实，气微，味甜而特殊。

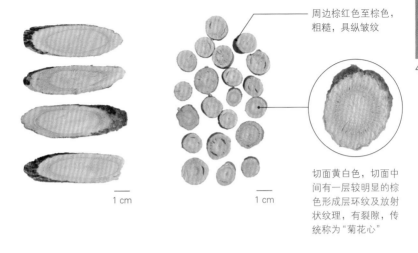

周边棕红色至棕色，粗糙，具纵皱纹

1 cm

1 cm

切面黄白色，切面中间有一层较明显的棕色形成层环纹及放射状纹理，有裂隙，传统称为"菊花心"

▼ 炙甘草 | 略带黏性，具焦香气，味甜。

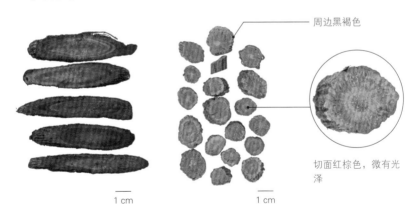

周边黑褐色

1 cm

1 cm

切面红棕色，微有光泽

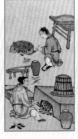
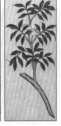

《补遗雷公炮制便览》甘草炮制图 ▶

《雷公炮炙论》："凡使，须去头、尾尖处，其头、尾吐人。凡修事，每斤皆长三寸，锉，劈破作六、七片，使瓷器中盛，用酒浸蒸，从巳至午，出，曝干，细锉。使一斤，用酥七两涂上，炙酥尽为度。又，先炮令内外，赤黄用良。"

甘遂

Gansui

学名：Kansui Radix

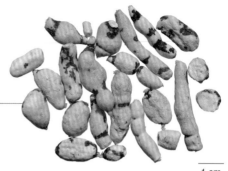

1 cm

来　源　大戟科植物甘遂 *Euphorbia kansui* T. N. Liou ex T. P. Wang 的干燥块根。春季开花前或秋末茎叶枯萎后采挖，撞去外皮，晒干。

性味功效　苦，寒；有毒。泻火逐饮。

饮片比较

	制作方法	功效
甘遂	取原药材，除去杂质，洗净，晒干	**生品｜**有毒，药力峻烈，临床多入丸、散剂用，可用于痈疽疮毒，胸腹积水，二便不通
醋甘遂	取净甘遂，加米醋拌匀，闷润至醋被吸尽后，置炒制容器内用文火炒至微干，取出，晾至半干，切成厚片或短段，干燥。每100公斤甘遂，用醋30公斤	**制品｜**毒性减低，缓和泻下作用，用于胸腹肿满，痰饮积聚，气逆咳喘，风痰癫痫，二便不利

评注　甘遂毒性主要表现为对消化系统、呼吸系统、肝肾功能的损害，另外还有致癌、致畸、致炎的副作用。故历代出现了多种炮制方法，以达到减毒的目的，如豆腐制、面煨制、麸煨制、土炒、醋炙等，其中醋炙法由于解毒效果显著，且简便易行比较实用。

▼ 甘遂 | 质脆，气微，味微甘而辣。

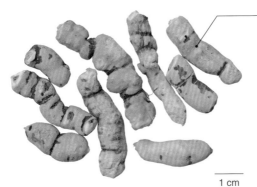

表面类白色或黄白色，凹陷处有棕色外皮残留

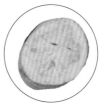

1 cm

断面粉性，白色，微呈放射状纹理

▼ 醋甘遂 | 有醋香气，味酸微辣。

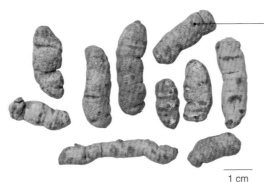

表面深黄色至黄棕色，偶有焦斑

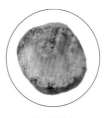

1 cm

断面深黄色

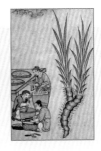

《补遗雷公炮制便览》甘遂炮制图 ▶

《雷公炮炙论》记载："凡采得后，去茎，于槐砧上细锉，用生甘草汤、小荠自然汁二味，搅浸三日，其水如墨汁，更漉出，用东流水淘六、七次，令水清为度，漉出，于土器中熬，令脆用之。"

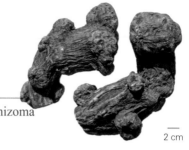

白术

Baizhu

学名：Atractylodis Macrophalae Rhizoma

—
2 cm

 来　源　菊科植物白术 *Atractylodes macrocephala* Koidz. 的干燥根茎。冬季下部枯黄、上部叶变脆时采挖，除去泥沙，烘干或晒干，再除去须根。

 性味功效　苦、甘，温。健脾益气，燥湿利水，止汗，安胎。

 饮片比较

	制作方法	功效
白术	取原药材，除去杂质，用水润透，切厚片，干燥	**生品**｜以健脾燥湿、利水消肿为主，用于痰饮，水肿，以及风湿痹痛等证
土白术	将灶心土置锅内，用中火炒至土呈灵活状态时，投入白术片，炒至白术表面均匀挂上土粉时，取出，筛去土粉，放凉。每100公斤白术片，用灶心土20公斤	**制品**｜借土气助脾，补脾止泻力胜，用于脾虚食少，泄泻便溏等证
炒白术	将蜜炙麦麸撒入热锅内，中火加热，待冒烟时加入白术片，炒至黄褐色，取出，筛去麦麸，放凉。每100公斤白术片，用蜜炙麦麸10公斤	**制品**｜能缓和燥性，借麸入中，增强健脾作用，用于脾胃不和，运化失常，食少满胀，倦怠乏力，表虚自汗，胎动不安等证

评注　白术和同属的苍术古代为通用品，其疗效相似，同时白术也有和苍术类似的副作用——"燥性"。白术中的燥性来源于其中所含的挥发油，故白术常采用炒焦、土炒、麸炒的炮制方法，来降低挥发油含量，从而达到缓和"燥性"，减少对胃肠刺激的目的，同时还有芳香健脾开胃的作用。

白术生用健脾燥湿、利水消肿；土炒增强止泻；麸炒增强健脾，临床使用要注意区分。

▼ 白术 | 质坚实，气清香，味甘，微辛，嚼之略带黏性。

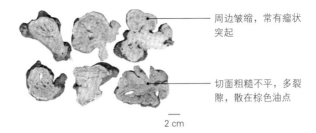

周边皱缩，常有瘤状突起

切面粗糙不平，多裂隙，散在棕色油点

2 cm

▼ 土白术 | 质坚脆，有土香气，味甘，微辛。

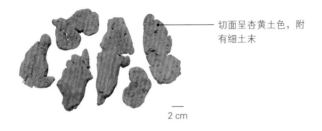

切面呈杏黄土色，附有细土末

2 cm

▼ 炒白术 | 质坚脆，有焦香气，味甘，微辛。

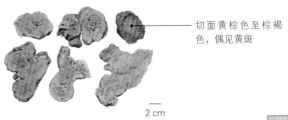

切面黄棕色至棕褐色，偶见黄斑

2 cm

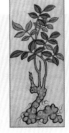

《补遗雷公炮制便览》白术图 ▶

白芍
Baishao

学名：Paeoniae Radix Alba

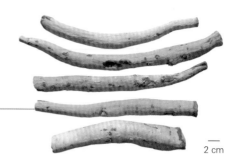

2 cm

 来　源　毛茛科植物芍药 *Paeonia lactiflora* Pall. 的干燥根。夏、秋二季采挖，洗净，除去头尾及细根，置沸水中煮后除去外皮或去皮后再煮，晒干。

 性味功效　苦、酸，微寒。平肝止痛，养血调经，敛阴止汗。

 饮片比较

	制作方法	功效
白芍	取原药材，洗净，润透，切薄片，干燥	生品｜擅于养血敛阴，平抑肝阳。用于血虚月经不调，崩漏，头痛，眩晕，耳鸣，烦躁易怒，以及自汗，盗汗等证
炒白芍	取净白芍片，置炒制容器内，用文火炒至微黄色，取出，放凉	制品｜性稍缓，以养阴敛血为主。用于肝旺脾虚之肠鸣腹痛，泄泻，或泻痢日久，腹痛喜按喜温等证
酒白芍	取净白芍片，加黄酒拌匀，闷润至酒被吸尽后，置炒制容器内，用文火炒至微黄色，取出，放凉。每100公斤白芍片，用黄酒10公斤	制品｜能降低酸寒之性，擅于和中缓急，止痛。用于胁肋疼痛，腹痛，产后腹痛尤须酒炙为好

评注

生白芍具有很好的补血柔肝作用，传统的补血第一方——四物汤中所用的即是生白芍，清炒和酒炙后，在降低白芍酸寒之性的同时，还可使作用变得专一。

白芍中所含的芍药苷、丹皮酚等成分，属水溶性成分，所以在去皮、软化、切片等步骤，要避免长时间与水接触，防止有效成分随水流失，导致饮片质量不合格。

白芍饮片是由栽培的芍药 *Paeonia lactiflora* Pall. 加工而成，与其同种的野生品则加工成赤芍，具有活血化瘀的作用，临床上使用时要注意区分。

▼ 白芍 | 质坚脆，气微，味微苦、酸。

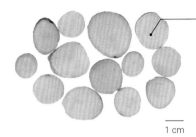

切面类白色或微带棕红色，角质样，有明显的环纹和放射状纹理

1 cm

▼ 炒白芍 | 质脆，有焦香气，味微苦、酸。

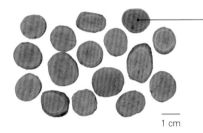

切面焦黄色，略有焦斑

1 cm

▼ 酒白芍 | 质脆，有酒气，味微苦、酸。

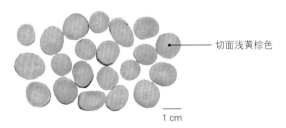

切面浅黄棕色

1 cm

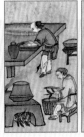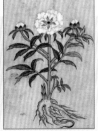

《补遗雷公炮制便览》芍药炮制图 ▶
《雷公炮炙论》："凡采得后，于日中晒干，以竹刀刮去粗皮并头土了，锉之，将蜜水拌，蒸，从巳至未，晒干用之。"

白扁豆
Baibiandou

学名：Lablab Semen Album

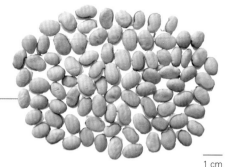

1 cm

 来　源　豆科植物扁豆 *Dolichos lablab* L. 的干燥成熟种子。秋、冬二季采收成熟果实，晒干，取出种子，再晒干。

 性味功效　甘、微温。健脾化湿，和中消暑。

 饮片比较

	制作方法	功效
白扁豆	取原药材，除去杂质。用时捣碎	生品｜长于消暑化湿。多用于暑湿内蕴，呕吐泄泻，或消渴饮水
炒白扁豆	取净白扁豆，置炒制容器内，用文火炒至微黄色，略带焦斑，取出，晾凉，用时捣碎	制品｜性温微香，能启脾和胃，长于健脾化湿。用于脾虚泄泻，白带过多

评注　宋代的《博济方》即有用炒法炮制白扁豆的记载，此法一直沿用至今，一般祛暑化湿惯用生白扁豆，补脾化湿惯用炒白扁豆。

近代临床上还将白扁豆燁后扁豆衣和扁豆仁分别入药。扁豆衣的作用与白扁豆相同，但力弱，无壅滞之弊，多作为辅助药物，临床上较少使用。

▼ **白扁豆** | 质坚硬，种皮薄而脆，气微，味淡，嚼之有豆腥气。

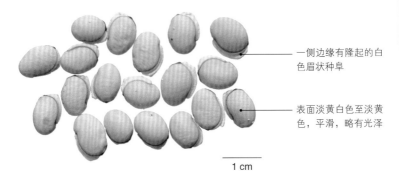

一侧边缘有隆起的白色眉状种阜

表面淡黄白色至淡黄色，平滑，略有光泽

1 cm

▼ **炒白扁豆** | 质脆，有焦香气，味淡。

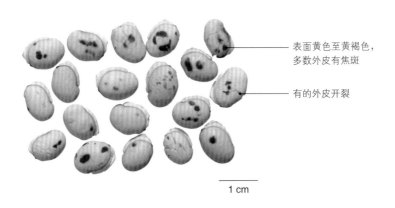

表面黄色至黄褐色，多数外皮有焦斑

有的外皮开裂

1 cm

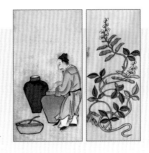

《补遗雷公炮制便览》扁豆炮制图 ▶

地黄
Dihuang

学名：Rehmanniae Radix

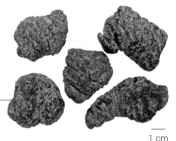

—— 1 cm

 来　源　玄参科植物地黄 *Rehmannia glutinosa* Libosch. 的新鲜或干燥块根。秋季采挖，除去芦头、须根及泥沙，鲜用；或将地黄缓缓烘焙至约八成干。前者习称"鲜地黄"，后者习称"生地黄"。

 性味功效　见饮片比较项。

 饮片比较

	制作方法	功效
鲜地黄	采挖后，除去芦头、须根，洗净，鲜用	生品｜甘，苦，寒，具清热生津，凉血，止血的功能。用于热病伤阴，舌绛烦渴，发斑发疹，吐血，衄血，咽喉肿痛
生地黄	取生地黄药材，除去杂质，洗净，闷润，切厚片，干燥	制品｜甘、寒，具清热凉血，养阴，生津的功能；用于热病舌绛烦渴，阴虚内热，骨蒸劳热，内热消渴，吐血，衄血，发斑发疹
熟地黄	1. 取生地黄药材，加黄酒拌匀，闷润，装入铜罐或瓦罐中，密闭，隔水炖至黄酒被吸尽，显乌黑色光泽，味转甜，取出，晒至外皮黏液稍干时，切厚片，干燥。每100公斤生地黄药材，用黄酒30~50公斤 2. 取生地黄药材，置蒸制容器内，加热蒸至黑润，取出，晒至八成干时，切厚片，干燥	制品｜甘，微温，具滋阴补血，益精填髓的功能。用于肝肾阴虚，腰膝酸软，骨蒸潮热，盗汗遗精，内热消渴，血虚萎黄，心悸怔忡，月经不调，崩漏下血，眩晕，耳鸣，须发早白

评注　"黑如漆，亮如油，甜如饴"是熟地黄传统的品质要求。将生地黄加工成熟地黄，不但外观发生改变，药性也发生显著的变化。

生地黄性寒，具清热凉血，养阴，生津的功能，制成熟地黄后，药性由寒转温，功能由清转补，具有滋阴补血、益精填髓的功能，且可借酒力行散，起到行药势、通血脉的作用，使之补而不腻。六味地黄丸所用即为熟地黄。

炮制对地黄中的化学成分影响十分明显，如环烯醚萜及环烯醚萜苷的消失，苷类、梓醇的分解，多糖、低聚糖的转化等，这些都可能是导致药性改变的原因。

▼ 鲜地黄 ┃ 肉质，易断。气微，味微甜、微苦。

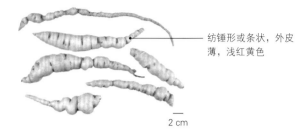

纺锤形或条状，外皮薄，浅红黄色

2 cm

▼ 生地 ┃ 质柔韧，气特异，味微甜、微苦。

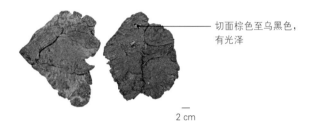

切面棕色至乌黑色，有光泽

2 cm

▼ 熟地 ┃ 质滋润而柔软，易黏连，味甜，或微有酒气。

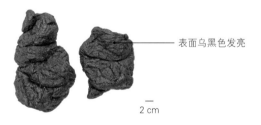

表面乌黑色发亮

2 cm

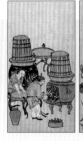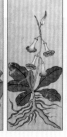

《补遗雷公炮制便览》地黄炮制图 ▶
《雷公炮炙论》："采生地黄，去白皮，瓷锅上柳木甑蒸之，摊令气歇，拌酒再蒸，又出令干。勿令犯铜、铁器。"

地榆
Diyu

学名：Sanguisorbae Radix

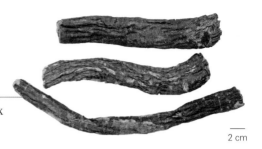

2 cm

 来　源　蔷薇科植物地榆 *Sanguisorba officinalis* L. 的干燥根。春季将发芽时或秋季植株枯萎后采挖，除去须根，洗净，干燥，或趁鲜切片，干燥。

 性味功效　苦、酸、涩，微寒。凉血止血，解毒敛疮。

 饮片比较

	制作方法	功效
地榆	取原药材，除去杂质；未切片者，洗净，除去残基，润透，切厚片，干燥	生品｜以凉血解毒为主。用于血痢经久不愈，烫伤，皮肤溃烂，湿疹，痈肿疮毒等证
地榆炭	取地榆片，置炒制容器内，用武火炒至表面焦黑色，内部棕褐色，喷淋清水少许，灭尽火星，取出，晾凉	制品｜收敛止血力胜。用于便血，痔疮出血，崩漏下血等，各种出血证均可选用

评注　《中国药典》尚收载长叶地榆 *Sanguisorba officinals* L. var. *longifolia*（Bert.）Yü et Li 的干燥根，亦作地榆药用，习称"绵地榆"。

谚语"家有地榆皮，不怕烧脱皮；家有地榆炭，不怕皮烧烂"，说的是地榆有很好的治疗烧伤、烫伤的作用，将地榆或地榆炭磨粉，麻油调敷，可使渗出液减少，疼痛减轻，愈合加速。

地榆还有止血作用，炒炭后鞣质类成分含量增加和微量元素钙离子溶出亦增加，而前者有收敛止血作用，后者有促进血液凝固作用，增强了止血作用。

▼ **地榆** ┃ 质坚，气微，味微苦涩。

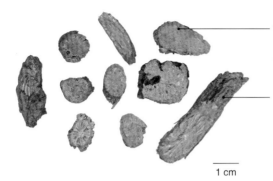

切面紫红色至黄棕色，有排列成环状的小白点或间有黄白色的条纹

周边暗紫色或灰褐色，粗糙，有纵皱纹

1 cm

▼ **地榆炭** ┃ 质脆，味较苦涩。

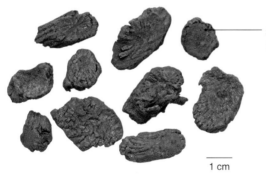

表面呈焦黑色，微有光泽

1 cm

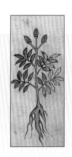

《补遗雷公炮制便览》地榆图 ▶

百合
Baihe

学名： Lilii Bulbus

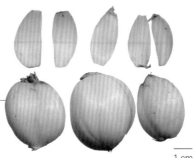

1 cm

 来　源　百合科植物卷丹 *Lilium lancifolium* Thunb. 的干燥肉质鳞叶。秋季采挖，洗净，剥取鳞叶，置沸水中略烫，干燥。

 性味功效　甘，寒。养阴润肺，清心安神。

 饮片比较

	制作方法	功效
百合	取原药材，除去杂质	生品丨以清心安神力胜。用于热病后余热未清，虚烦惊悸，失眠多梦，精神恍惚
蜜百合	取炼蜜加沸水适量稀释，淋入净百合中拌匀，闷透，置炒制容器内用文火炒至不黏手，取出，晾凉。每100公斤净百合，用炼蜜5公斤	制品丨润肺止咳的作用增强，用于肺虚久咳，肺痨咳嗽，痰中带血及肺阴亏损，虚火上炎等证

评注

《中国药典》尚收载百合 *Lilium brownii* F. E. Brown var. *viridulum* Baker 、细叶百合 *Lilium pumilum* DC. 的干燥肉质鳞叶，亦作百合药用。

百合具有很好的养阴清热的作用，常用于阴虚内热导致的一系列疾病，如和现今西医的癔病、神经官能症类似的百合病就是因为主要以百合来治疗而得名。炼蜜有补脾气、润肺燥之功，故蜜炙可协同增强百合的润肺止咳作用。

药食两用的百合不但治病而且养生，夏、秋之季食用鲜百合可润燥，由于其有清心安神的作用，还可改善睡眠。

▼ 百合 ｜ 质坚实，粉性，味稍苦涩。

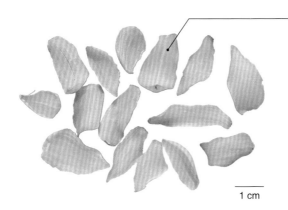

表面乳白色、淡棕黄色或微带紫色，有数条纵直平行的白色维管束

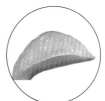

断面较平坦，角质样

1 cm

▼ 蜜百合 ｜ 略带黏性。气微，味甜。

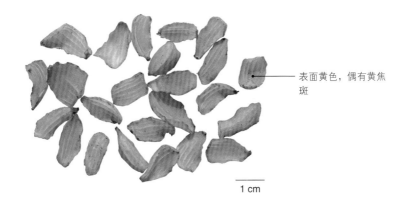

表面黄色，偶有黄焦斑

1 cm

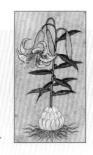

《补遗雷公炮制便览》百合图 ▶

百部
Baibu

学名：Stemonae Radix

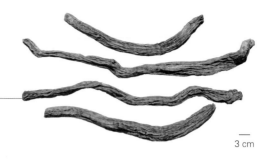

3 cm

 来　源　百部科植物直立百部 *Stemona sessilifolia*（Miq.）Miq. 的干燥块根。春、秋二季采挖，除去须根，洗净，置沸水中略烫或蒸至无白心，取出，晒干。

 性味功效　甘、苦，微温。润肺下气止咳，杀虫。

 饮片比较

	制作方法	功效
百部	取原药材，除去杂质，洗净，润透，切厚片，干燥	生品丨有小毒，对胃有一定刺激性，内服用量不宜过大，以止咳化痰，灭虱杀虫见长。用于外感咳嗽，疥癣，灭头虱、体虱，驱蛲虫等证
蜜百部	取炼蜜加沸水适量稀释，淋入百部片中拌匀，闷透，置炒制容器内用文火炒至不黏手时取出，晾凉。每100公斤百部片，用炼蜜12.5公斤	制品丨可缓和对胃的刺激性，并增强润肺止咳的作用。用于肺虚久咳，阴虚劳嗽，痰中带血以及百日咳等证

评注　《中国药典》尚收载同属植物蔓生百部 *Stemona japonica*（Bl.）Miq. 、对叶百部 *Stemona tuberosa* Lour. 的干燥块根，亦作百部药用。

以蜂蜜来炮制百部主要有两方面的目的，一是因为生百部对胃肠道有一定的刺激性，蜜炙后可以得到一定的缓解；二还可以通过蜂蜜来协同增强百部的止咳平喘作用。

现代研究也发现百部中所含的生物碱同时具有中枢性和外周性的止咳作用，百部的提取物对头虱等也具有直接的杀灭作用。

▼ 百部 | 质柔润，气微、味甘、苦。

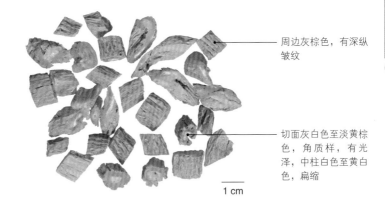

周边灰棕色，有深纵皱纹

切面灰白色至淡黄棕色，角质样，有光泽，中柱白色至黄白色，扁缩

▼ 蜜百部 | 稍有黏性，气微，味甘。

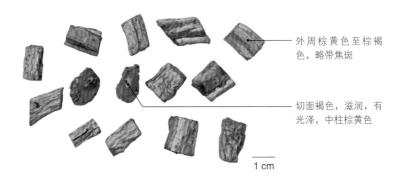

外周棕黄色至棕褐色，略带焦斑

切面褐色，滋润，有光泽，中柱棕黄色

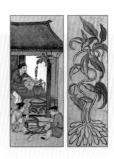

《补遗雷公炮制便览》百部炮制图 ▶
《雷公炮炙论》："凡使，采得后，用竹刀劈破，去心皮，花作数十条，于檐下悬，令风吹，待土干后，却用酒浸一宿，漉出，焙干，细锉用。"

竹茹
Zhuru

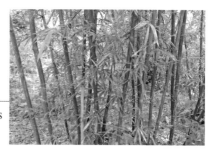

学名：Caulis Bambusae in Taenias

 来　源　禾本科植物青秆竹 *Bambusa tuldoides* Munro 的茎秆的干燥中间层。全年均可采制，取新鲜茎，除去外皮，将稍带绿色的中间层刮成丝条，或削成薄片，捆扎成束，阴干。前者称"散竹茹"，后者称"齐竹茹"。

 性味功效　甘，微寒。清热化痰，除烦止呕。

 饮片比较

	制作方法	功效
竹茹	取原药材，除去杂质和硬皮，切段或揉成小团	生品Ⅰ长于清热化痰、除烦，多用于痰热咳嗽或痰火内扰，心烦不安
姜竹茹	取竹茹段或小团，加姜汁拌匀，闷润至姜汁被吸尽后，置炒制容器内，用文火炒至黄色，取出晾凉。每100公斤竹茹，用生姜10公斤	制品Ⅰ微寒之性缓和，降逆止呕的作用增强，多用于恶心呕吐

评注　《中国药典》尚收载大头典竹 *Sinocalamus beecheyanus*（Munro）McClure var. *pubescens* P.F. Li、淡竹 *Phyllostachys nigra*（Lodd.）Munro var. *henonis*（Mitf.）Stapf ex Rendle 的茎秆的干燥中间层，亦作为竹茹药用。

竹茹含有生物碱类、鞣质类、皂苷类、氨基酸类、有机酸类等多种成分。生竹茹清热除烦的作用较强，现代药理实验亦证实，其对伤寒杆菌、枯草杆菌等多种细菌有较强的抗菌作用。竹茹用姜汁炙法炮制，主要是利用生姜的辛温之性，来缓和竹茹的微寒之性，并且还可增强竹茹的化痰止呕作用。

▼ **竹茹** ┃ 体轻松，质柔韧，有弹性。气微，味淡。

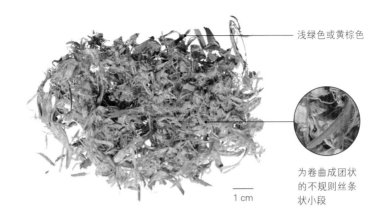

浅绿色或黄棕色

为卷曲成团状
的不规则丝条
状小段

1 cm

▼ **姜竹茹** ┃ 味辛，有姜的气味。

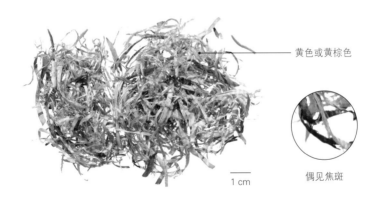

黄色或黄棕色

偶见焦斑

1 cm

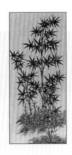

《本草品汇精要》淡竹图 ▶

肉豆蔻
Roudoukou

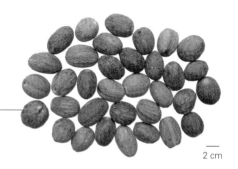

2 cm

学名：Myristicae Semen

 来　源　肉豆蔻科植物肉豆蔻 *Myristica fragrans* Houtt. 的干燥种仁。

 性味功效　辛，温。温中行气，涩肠止泻。

 饮片比较

	制作方法	功效
肉豆蔻	取原药材，除去杂质，洗净，干燥	**生品** | 虽有消食止呕之说，但因含大量油脂，有滑肠之弊，并具有较强的刺激性，故较少使用
煨肉豆蔻	1. 取净肉豆蔻，加入麸皮，麸煨温度150~160℃，约15分钟，至麸皮呈焦黄色，肉豆蔻呈棕褐色，表面有裂隙时取出，筛去麸皮，放凉。用时捣碎。每100公斤肉豆蔻，用麸皮40公斤 2. 取净肉豆蔻用面粉加适量水拌匀，逐个包裹或用清水将肉豆蔻表面湿润后，如水泛丸法裹面粉3~4层，倒入已炒热的滑石粉或沙中，拌炒至面皮呈焦黄色时，取出，过筛，剥去面皮，放凉。每100公斤肉豆蔻，用滑石粉50公斤	**制品** | 固涩作用增强，常用于脾胃虚寒，久泻不止，脘腹胀痛，食少呕吐

评注

肉豆蔻中含有大量的挥发油和脂肪油，其中一些成分如肉豆蔻醚具毒性，有致幻作用。经煨制后，挥发油颜色加深，比重、折光率、旋光度均有所改变，所含的肉豆蔻醚亦降低，故炮制能减毒。

煨制过程中的温度和时间是影响炮制品质的主要因素，若温度高、时间短，易造成"外焦内生"的现象，样品中肉豆蔻醚的含量变化不大，说明炮制程度不够。一般认为在170~190℃下煨20分钟为宜。

▼ 肉豆蔻 | 气味浓烈，味辛而微苦。

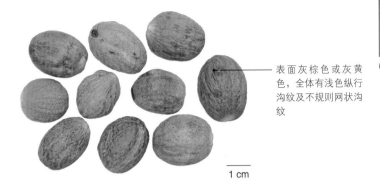

表面灰棕色或灰黄色，全体有浅色纵行沟纹及不规则网状沟纹

1 cm

▼ 煨肉豆蔻 | 香气更浓烈，味辛辣。

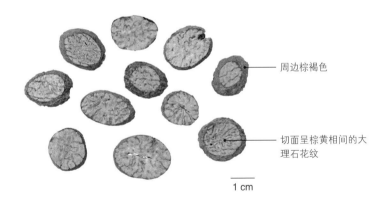

周边棕褐色

切面呈棕黄相间的大理石花纹

1 cm

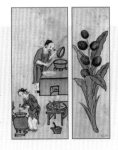

《补遗雷公炮制便览》肉豆蔻炮制图 ▶
《雷公炮炙论》记载："凡使，须以糯米作粉，使热汤搜裹豆蔻，于煻灰中炮，待米团子焦黄熟，然后出，去米，其中有子取用。勿令犯铜。"

肉苁蓉
Roucongrong

学名：Cistanches Herba

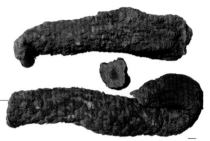

3 cm

 来　源　列当科植物肉苁蓉 *Cistanche deserticola* Y. C. Ma 的干燥带鳞叶的肉质茎。春季苗刚出土时或秋季冻土之前采挖，除去茎尖，切段，晒干。

 性味功效　甘、咸，温。补肾阳，益精血，润肠通便。

 饮片比较

	制作方法	功效
肉苁蓉	取原药材，除去杂质，洗净，润透，切厚片，干燥	**生品** ∣ 补肾止浊，滑肠通便力强。多用于肾气不足，便秘，白浊
酒苁蓉	取净肉苁蓉片，加黄酒拌匀，置适宜的容器内，加热炖或蒸至酒吸尽，表面显黑色或黑棕色。每100公斤肉苁蓉片，用黄酒20公斤	**制品** ∣ 补肾助阳作用增强。多用于阳痿，腰痛，不孕

评注　《中国药典》尚收载管花肉苁蓉 *Cistanche tubulosa*（Schenk）Wight 的干燥带鳞叶的肉质茎，亦作肉苁蓉药用。

肉苁蓉始载于《神农本草经》，列为上品，南北朝始创酒酥制法炮制。现代沿用的酒制法始见于宋代。肉苁蓉经过酒蒸制之后壮阳补益作用增强，润下作用缓和，化学成分分析显示其中所含的甜菜碱含量显著提高。

肉苁蓉较为名贵，有"沙漠人参"的称号，是保健产品的主要原料之一。由于被大量采挖，其数量已急剧减少，属濒危物种，需注意保护，积极进行人工繁殖。

▼ 肉苁蓉 | 气微，味甜、微苦。

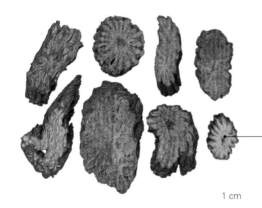

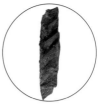

周边棕褐色或灰棕色，有的可见肉质鳞叶

切面黄棕色至棕褐色，淡棕色"筋脉点"排列成波状环纹

1 cm

▼ 酒苁蓉 | 质柔润，味微甜，微有酒气。

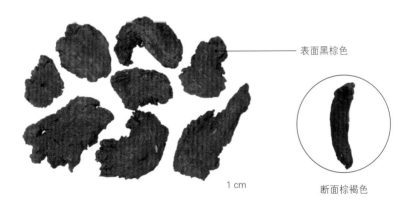

表面黑棕色

断面棕褐色

1 cm

《补遗雷公炮制便览》肉苁蓉炮制图 ▶

《雷公炮炙论》记载："凡使，先须用清酒浸一宿，至明，以棕刷刷去沙土、浮甲尽，劈破中心，去白膜一重，如竹丝草样。是此偏隔人心前气不散，令人上气不出。凡使用，先须酒浸，并刷草了，却、蒸，从午至酉，出，又用酥炙得所。"

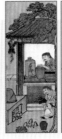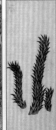

艾叶
Aiye

学名：Artemisiae Argyi Folium

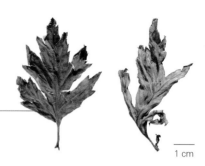

1 cm

 来　源　菊科植物艾 *Artemisia argyi* Lévl. et Vant. 的干燥叶。夏季花未开时采摘，除去杂质，晒干。

 性味功效　辛、苦，温；有小毒。散寒止痛，温经止血。

 饮片比较

	制作方法	功效
艾叶	取原药材，除去杂质及梗，筛去灰屑	**生品**｜擅于理气血，散风寒湿邪。多用于少腹冷痛，经寒不调，皮肤湿疹瘙痒
艾绒	取净艾叶，置适当容器内，捣成绒状，筛去粉末，拣去叶脉、粗梗，备用	**制品**｜功用与艾叶相似，药力较优。同时还为中医灸法里艾条、艾炷的制备原料
醋艾炭	取净艾叶，置热锅内，用武火炒至表面焦黑色，喷醋，炒干。每艾叶100公斤，用醋15公斤	**制品**｜辛散之性大减，温经止血力强。多用于虚寒性出血证

评注

"清明插柳，端午插艾"，在端午节，中国人常将艾插于门眉。这是因为艾的茎、叶都含有挥发油，所产生的奇特芳香，可驱蚊蝇、虫蚁，净化空气。在中医药里艾叶的作用远不止这些，还可温经通脉，逐寒止痛；碾成绒后制成的艾柱，是针灸里灸法的主要原料，故艾又称灸草；制炭后还有温经止血的作用。

但艾叶也有一定毒性，主要表现为中枢神经毒性和肝细胞代谢障碍，会招致子宫充血、出血，孕妇尤其要慎用。

▼ 艾叶 | 质柔软，气清香，味苦。

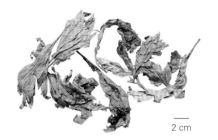

2 cm

上表面灰绿色
或深黄绿色，
有稀疏的柔毛
及腺点

下表面密生灰
白色绒毛

▼ 艾条和艾绒 | 质柔软，气清香，味苦。

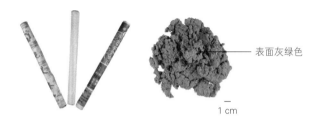

—— 表面灰绿色

1 cm

▼ 醋艾炭 | 质轻柔，气清香，味酸苦。

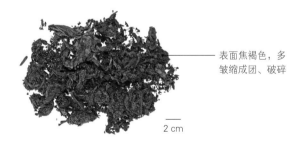

—— 表面焦褐色，多
皱缩成团、破碎

2 cm

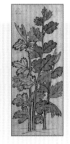

《补遗雷公炮制便览》艾叶图 ▶

何首乌

Heshouwu

学名：Polygoni Multiflori Radix

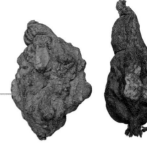

— 2 cm

 来　源　蓼科植物何首乌 *Polygonum multiflorum* Thunb. 的干燥块根。秋、冬二季叶枯萎时采挖，削去两端，洗净，个大的切成块，干燥。

 性味功效　苦、甘、涩，温。具有补肝肾，益精血，润肠通便，解毒消痈的功效。

 饮片比较

	制作方法	功效
何首乌	除去杂质，洗净，稍浸，润透，切厚片或块，干燥	生品｜苦泄性平兼发散，具有解毒，消痈，润肠通便的作用。用于瘰疬疮痈，风疹瘙痒，肠燥便秘等
制何首乌	取何首乌片或块，用黑豆汁拌匀，置非铁质蒸制容器内，密闭，炖至汁液被吸尽，或黑豆汁拌匀后蒸或直接清蒸至内外均呈棕褐色时，取出，干燥。每100公斤何首乌片（块），用黑豆10公斤	制品｜味甘而厚则入阴，增强滋阴补肾，养肝益血，乌须发，强筋骨的功能。用于血虚萎黄，眩晕耳鸣，须发早白，腰膝酸软，肢体麻木，崩漏带下，久疟体虚等

评注　何首乌具有补肝肾，乌须发，强筋骨的作用，在中国有着数千年的使用历史，何首乌的补益作用主要指的是制何首乌。

生何首乌由于含有蒽醌苷类成分，有滑肠致泻的副作用，且有一定的毒性，故采用具有解毒作用的黑豆汁拌蒸，一方面使蒽醌苷类成分分解，缓和泻下作用，另一方面还可消除毒性，使药味由苦转甘，药效由泄转补。

▼ 何首乌 ┃ 质坚实，粉性，味稍苦涩。

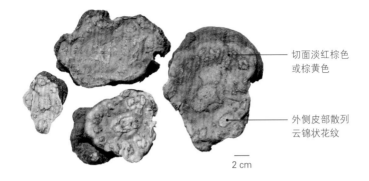

切面淡红棕色
或棕黄色

外侧皮部散列
云锦状花纹

2 cm

▼ 制何首乌 ┃ 气微，味微甘而苦涩。

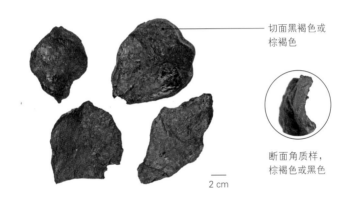

切面黑褐色或
棕褐色

断面角质样，
棕褐色或黑色

2 cm

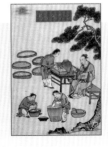

《补遗雷公炮制便览》何首乌炮制图 ▶
《雷公炮炙论》："春夏采，临用之以苦
竹刀切，米泔浸经宿，暴干。"

吴茱萸
Wuzhuyu

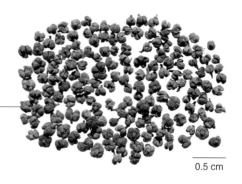

0.5 cm

学名：Euodiae Fructus

 来　源　芸香科植物吴茱萸 *Euodia rutaecarpa*（Juss.）Benth. 的干燥近成熟果实。8~11 月果实尚未开裂时，剪下果枝，晒干或低温干燥，除去枝、叶、果梗等杂质。

 性味功效　辛、苦，热；有小毒。散寒止痛，降逆止呕，助阳止泻。

 饮片比较

	制作方法	功效
吴茱萸	取原药材，除去杂质	**生品** ┃ 多外用，长于祛寒燥湿，用于口疮，高血压症，湿疹，牙痛等
制吴茱萸	取甘草片，加适量水，煎汤，去渣，加入净吴茱萸拌匀，闷润吸尽后，文火炒至微干，取出，晒干。每100公斤吴茱萸，用甘草6公斤	**制品** ┃ 毒性和燥性降低，常供内服，多用于厥阴头痛，行经腹痛，脘腹冷痛，呕吐吞酸，寒疝腹痛，寒湿脚气，五更泄泻

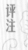 **评注**

《中国药典》尚收载石虎 *Euodia rutaecarpa*（Juss.）Benth. var. *officinalis*（Dode）Huang 或疏毛吴茱萸 *Euodia rutaecarpa*（Juss.）Benth. var. *bodinieri*（Dode）Huang 的干燥近成熟果实，亦作吴茱萸药用。

"独在异乡为异客，每逢佳节倍思亲。遥知兄弟登高处，遍插茱萸少一人"。这是唐朝诗人王维脍炙人口的一首诗，其中的茱萸即是吴茱萸。吴茱萸为辛温之品，气味辛辣，有芳香辟秽的作用，雅号"辟邪翁"，古人常用来佩戴，达到健康防病的目的。但吴茱萸有小毒，生品主要是外用，炮制后方可内服，其中最常用的炮制方法即为甘草制，因为甘草既有较强的解毒作用，又能甘缓益气，最适抑制吴茱萸过于辛热走散，耗气伤阴之弊。

▼ 吴茱萸 | 质硬而脆，气芳香浓郁，味辛辣而苦。

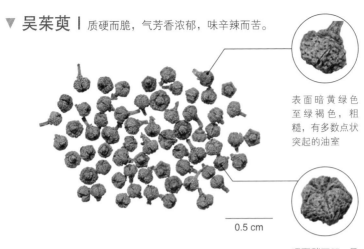

表面暗黄绿色至绿褐色，粗糙，有多数点状突起的油室

0.5 cm

顶面稍下凹，呈五角星状裂隙

▼ 制吴茱萸 | 香气减弱。

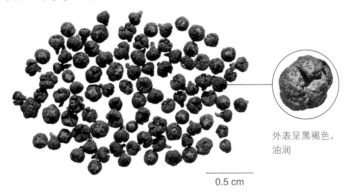

外表呈黑褐色，油润

0.5 cm

《补遗雷公炮制便览》吴茱萸炮制图 ▶

《雷公炮炙论》："凡使，先去叶、核并杂物了，用大盆一口，使盐水洗一百转，自然无涎，日干，任入丸散中用。修事十两，用盐二两，研作末，投东流水四斗中，分作一百度洗，别有大效。若用醋煮，即先沸醋三十余沸，入茱萸，待醋尽，晒干。每用十两，使醋一镒为度。"

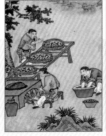
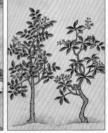

杜仲
Duzhong

学名：Eucommiae Cortex

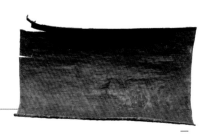

4 cm

 来　源　杜仲科植物杜仲 *Eucommia ulmoides* Oliv. 的干燥树皮。4~6月剥取，刮去粗皮，堆置"发汗"至内皮呈紫褐色，晒干。

 性味功效　甘，温。补肝肾，强筋骨，安胎。

 饮片比较

	制作方法	功效
杜仲	取原药材，除去杂质，刮去残留粗皮，洗净，切块或丝，干燥	**生品**｜益肝补肾。多用于头目晕眩，湿重腰痛
盐杜仲	取杜仲块或丝，用盐水拌匀，闷润至盐水被吸尽，用中火炒至断丝、表面焦黑色，取出，晾凉。每100公斤杜仲块或丝，用食盐2公斤	**制品**｜可直走下焦，增强补益肝肾的作用。用于肾虚腰痛，阳痿滑精，胎元不固等

评注　杜仲净制时需刮去外表粗皮，研究显示外表粗皮本身不但有效成分含量甚少，且会阻碍有效成分的煎出。

杜仲盐炙传统要求"断丝而不焦化"，这是因为杜仲丝虽然为鉴别杜仲药材的特征之一，但其本身并非有效成分，且会阻碍药效的发挥。

▼ 杜仲 | 质脆，易折断，气微，味稍苦。

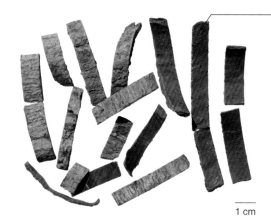

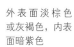

外表面淡棕色
或灰褐色，内表
面暗紫色

断面有细密、银
白色、富弹性的
橡胶丝相连

1 cm

▼ 盐杜仲

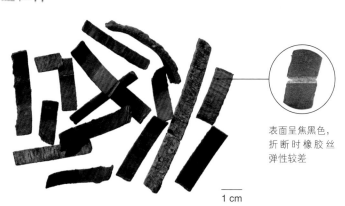

表面呈焦黑色，
折断时橡胶丝
弹性较差

1 cm

《补遗雷公炮制便览》杜仲炮制图 ▶
《雷公炮炙论》："凡使，先须削去粗
皮。用酥、蜜和作一处，炙之尽为度，
炙干了，细锉用。凡修事一斤，酥二
两，蜜三两，二味相和，令一处用也。"

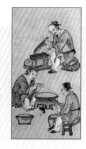

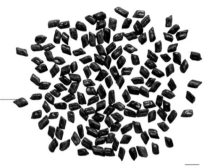

决明子
Juemingzi

学名：Cassiae Semen

—— 1 cm

 来　源　豆科植物决明 *Cassia obtusifolia* L.或小决明 *Cassia tora* L.的干燥成熟种子。秋季采收成熟果实，晒干，打下种子，除去杂质。

 性味功效　甘、苦、咸，微寒。清热明目，润肠通便。

 饮片比较

	制作方法	功效
决明子	取原药材，除去杂质，洗净，干燥。用时捣碎	**生品** | 长于清肝热，润肠燥。常用于目赤肿痛，大便秘结
炒决明子	取净决明子，置炒制容器内，用文火炒至微鼓起，并逸出香气时，取出，放凉。用时捣碎	**制品** | 寒泻之性减弱，有平肝养肾之功。可用于头痛、头晕，青盲内障

评注

生决明子中蒽醌类成分主要以结合型存在，故泻热通便作用较强，但其质地坚硬，捣碎困难，水分难于渗入，影响煎出效果。炒决明子清热泻下作用减弱，补肝明目作用增强，这是由于炒后结合型蒽醌减少，微量元素易于溶出，氨基酸和多糖含量不受影响，导致泻下成分和补益成分比例发生改变，从而出现药效上的差异。

目前临床上决明子专用于通便者较少，用于目疾和肝阳头痛者较多，且炒后质地酥脆，易于捣碎，煎出效果好，清肝与通便作用仍较明显，故炒决明子为临床常用。

▼ 决明子 ┃ 质坚硬，不易破碎，气微，味微苦。

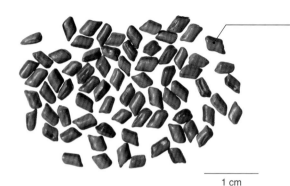

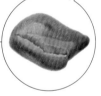

1 cm

表面暗棕色或绿棕色，平滑有光泽，一端较平坦，另端斜尖，背腹面各有一条突起的棱线，棱线两侧各有一条斜向对称而色较浅的线形凹纹

▼ 炒决明子 ┃ 质稍脆，具焦香气。

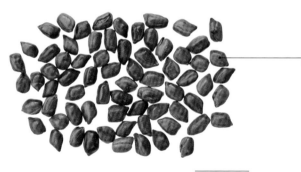

1 cm

表面颜色加深，偶有焦斑，微鼓起，种皮破裂

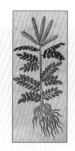

《补遗雷公炮制便览》决明子图 ▶

延胡索
Yanhusuo

学名：Corydalis Rhizoma

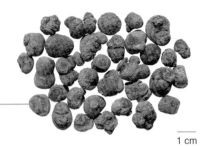

—— 1 cm

 来　源　罂粟科植物延胡索 *Corydalis yanhusuo* W. T. Wang 的干燥块茎。夏初茎叶枯萎时采挖，除去须根，洗净，置沸水中煮至恰无白心时，取出，晒干。

 性味功效　辛、苦，温。活血，利气，止痛。

 饮片比较

	制作方法	功效
延胡索	取原药材，除去杂质，洗净，稍浸，润透，切厚片，干燥；或洗净干燥，用时捣碎	生品|有行气止痛作用，但止痛有效成分不易煎出，效果欠佳
醋延胡索	1. 取净延胡索，置适当容器内，加定量米醋和适量清水至平药面，文火煮至透心，醋液被吸尽，取出；晾至半干，切厚片，干燥；或干燥，用时捣碎。每100公斤延胡索，用米醋20公斤 2. 取延胡索片，加米醋拌匀，闷润至醋被吸尽后，置炒制容器内，用文火炒干，取出，放凉。每100公斤延胡索，用米醋20公斤	制品|增强行气止痛作用，广泛用于身体各部位的多种疼痛证候，如用于肝郁气滞，胁肋疼痛；胃气阻滞，脘腹疼痛；瘀血阻滞，经闭腹痛；气滞血郁，心腹冷痛等

评注　延胡索有显著的镇痛作用，其效价为阿片的1/10，其有效成分为以延胡索乙素为代表的生物碱类。但此类成分水溶性较差，煎煮时不易煎出，导致效果欠佳，故临床多用醋制品。醋制后，游离的生物碱与醋酸结合生成醋酸盐而使水溶性大大提高。从而在醋制延胡索饮片的煎液中，总生物碱含量显著提高，增强了止痛作用。

▼ 延胡索 | 质硬而脆，气微，味苦。

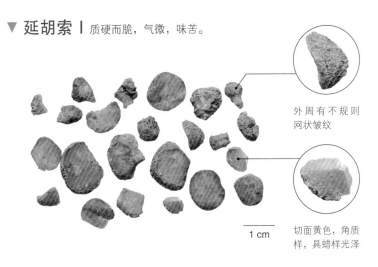

外周有不规则
网状皱纹

切面黄色，角质
样，具蜡样光泽

1 cm

▼ 醋延胡索 | 略有醋气，味苦。

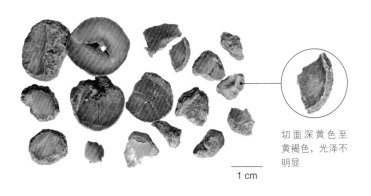

切面深黄色至
黄褐色，光泽不
明显

1 cm

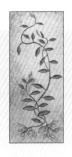

《补遗雷公炮制便览》延胡索图 ▶

枇杷叶

Pipaye

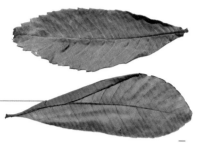

———
3 cm

学名：Eriobotryae Folium

 来　源　蔷薇科植物枇杷 *Eriobotrya japonica*（Thunb.）Lindl. 的干燥叶。全年均可采收，晒至七、八成干时，扎成小把，再晒干。

 性味功效　苦，微寒。清肺止咳，降逆止呕。

 饮片比较

	制作方法	功效
枇杷叶	除去绒毛，用水喷润，切丝，干燥	**生品** 长于清肺止咳，降逆止呕，多用于肺热咳嗽，气逆喘急，胃热呕逆
蜜枇杷叶	取炼蜜加沸水适量稀释，淋入枇杷叶中拌匀，闷透，置炒制容器内用文火炒至不黏手，取出，放凉。每100公斤枇杷叶丝，炼蜜20公斤	**制品** 润肺止咳作用增强，多用于肺燥或肺阴不足，咳嗽痰稠等

评注　枇杷叶在炮制时需刷去绒毛，否则会引起咳嗽，现代研究发现，枇杷叶的绒毛与叶的化学成分基本相同，绒毛中并不含有能致咳或产生其他副作用的特异化学成分，只是叶中皂苷的含量明显高于绒毛中的含量。所以古代本草书籍所谓"布拭去毛，不尔射入肺，令咳不已"，主要是由于绒毛从呼吸道直接吸入，刺激咽喉黏膜而导致咳嗽。

▼ 枇杷叶 ┃ 革质而脆，无臭，味微苦。

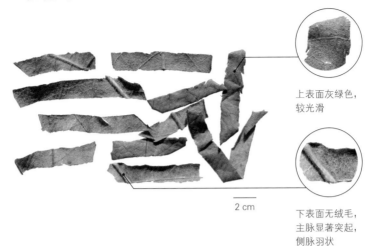

上表面灰绿色，
较光滑

2 cm

下表面无绒毛，
主脉显著突起，
侧脉羽状

▼ 蜜枇杷叶 ┃ 略带黏性，味微甜。

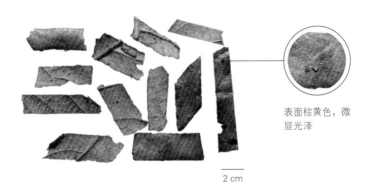

表面棕黄色，微
显光泽

2 cm

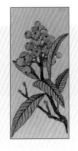

《本草品汇精要》枇杷图 ▶
《雷公炮炙论》："使粗布拭上毛令尽，
用甘草汤洗一遍，却，用绵再拭令干。
每一两，以酥一分炙之，酥尽为度。"

知母
Zhimu

学名：Anemarrhenae Rhizoma

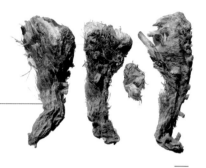

—— 1 cm

 来源 百合科植物知母 *Anemarrhena asphodeloides* Bge. 的干燥根茎。春、秋二季采挖，除去须根及泥沙，晒干，习称"毛知母"；或除去外皮，晒干，习称"知母肉"或"光知母"。

 性味功效 苦、甘，寒。清热泻火，生津润燥。

 饮片比较

	制作方法	功效
知母	取原药材，除去杂质，洗净，润透，切厚片，干燥，去毛屑	**生品 |** 苦寒滑利，擅于清热泻火，生津润燥，用于肺火喘咳，肺热咳嗽，胃热壅盛，高热烦渴，大便燥结等证
盐知母	取净知母片，用盐水拌匀，闷透，置炒制容器内，以文火加热，炒干，取出，放凉。每100公斤知母片，用食盐2公斤	**制品 |** 专于入肾，增强滋阴降火的作用，并能清虚热，用于肝肾阴亏，虚火上炎，骨蒸潮热，盗汗遗精，腰膝酸痛，及阴虚尿闭等证

评注 知母性味苦寒而不燥，上能清肺，中能凉胃，下能泻肾火；既能清实热，又可退虚热，但滋阴生津的功效较弱，盐炙后与滋阴药配伍，始能发挥其作用，既可引药下行，又能增强滋阴降火作用并善清虚热。

▼ **知母** | 质硬脆，味微甜，略苦，嚼之带黏性。

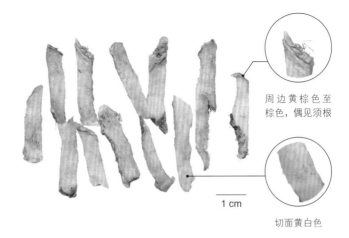

周边黄棕色至棕色，偶见须根

切面黄白色

1 cm

▼ **盐知母** | 略有焦斑，味微咸。

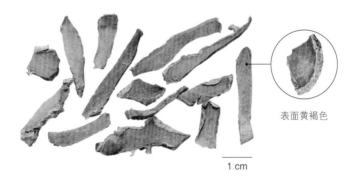

表面黄褐色

1 cm

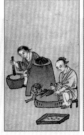
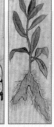

《补遗雷公炮制便览》知母炮制图 ▶
《雷公炮炙论》记载："凡使，先于槐砧上细锉。焙干，木臼杵捣。勿令犯铁器。"

芥子
Jiezi

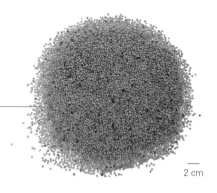

2 cm

学名： Sinapis Semen

 来　源　十字花科植物芥 *Brassica juncea*（L.）Czern.et Coss. 的干燥成熟种子，称为"黄芥子"。夏末秋初果实成熟时采割植株，晒干，打下种子，除去杂质。

 性味功效　辛，温。温肺豁痰利气，散结通络止痛。

 饮片比较

	制作方法	功效
芥子	取原药材，除去杂质，用时捣碎	生品 I 力猛，辛散作用和通络散结作用强。多用于胸胁闷痛，关节疼痛，痈肿疮毒
炒芥子	取净芥子，置炒制容器内，用文火炒至有爆裂声，深黄色至棕褐色有香辣气时，取出，晾凉。用时捣碎	制品 I 辛散走窜之性缓和，以免耗气伤阴，并善于顺气豁痰，并能提高煎出效果。常用于咳嗽气喘，特别适于寒痰喘咳，亦治食积成痞

评注

《中国药典》尚收载白芥 *Sinapis alba* L. 的干燥成熟种子，亦作芥子药用，称为"白芥子"。

芥子中含硫苷类化合物，遇水后经芥子酶作用生成芥子油，其主要成分为异硫氰酸酯类，芥末中亦含有此类成分，具特有辛辣味，为强力的皮肤发红剂、催吐剂及调味剂，并有起泡作用。炒制可杀酶保苷，使苷类在胃肠道中缓慢分解，逐渐释放芥子油而发挥治疗作用。

芥子外用，宜用生品研末温水或酒调敷患部，使芥子苷分解为芥子油，通过皮肤和穴位刺激作用而发挥治疗作用。中医天灸特色疗法中常选用白芥子。内服则宜用炒品，既减少了芥子油的刺激性，又保证了疗效。

▼ 芥子 ┃ 油性，气微，味辛辣，研碎后加水浸湿，则产生辛烈的特异臭气。

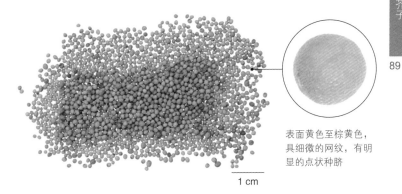

表面黄色至棕黄色，
具细微的网纹，有明
显的点状种脐

1 cm

▼ 炒芥子 ┃ 油性，有香辣气，味辛辣。

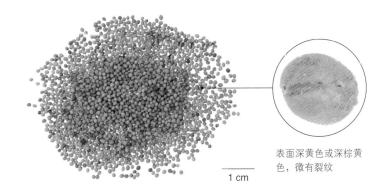

表面深黄色或深棕黄
色，微有裂纹

1 cm

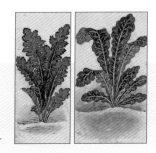

《补遗雷公炮制便览》芥和白芥图 ▶

附子

Fuzi

学名：Aconiti Lateralis Radix Praeparata

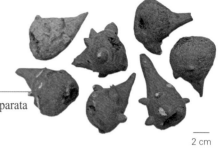

—— 2 cm

 来　源　毛茛科植物乌头 *Aconitum carmichaelii* Debx. 子根的加工品。6月下旬至8月上旬采挖，除去母根、须根及泥沙，习称"泥附子"。

 性味功效　辛、甘，大热；有毒。回阳救逆，补火助阳，逐风寒湿邪。

 饮片比较　盐附子、黑顺片、白附片、淡附片、炮附片。

	制作方法	功效
盐附子	择个大、均匀的泥附子，洗净，浸入食用胆巴的水溶液中过夜，再加食盐，继续浸泡，每日取出晒晾，并逐渐延长晒晾时间，直至附子表面出现大量结晶盐粒（盐霜），体质变硬为止	防止药物腐烂，利于储存
黑顺片	取泥附子，按大小分别洗净，浸入食用胆巴的水溶液中数日，连同浸液煮至透心，捞出，水漂，纵切成厚约0.5cm的片，再用水浸漂，用调色液使附片染成浓茶色，取出，蒸至出现油面、光泽后，烘至半干，再晒干或继续烘干	毒性降低，可直接入药

评注　附子来源于乌头子根，因此亦含有剧毒的双酯型乌头碱，但经过净洗、胆巴泡、煮、剥皮、切片、蒸片、烤片等加工处理，使其水解而毒性降低。同时附子里还含有去甲乌药碱、去甲猪毛菜碱等强心成分，推测与其回阳救逆的功效有一定的联系。

另外，由于附子具有温肾助阳暖脾的功效，因此一些药膳中也会选用附子作为原料之一，基于安全方面的考虑，建议选用如炮附片等经过反复加热处理的炮制品，并且采用长时间炖制的方法制作药膳。

	制作方法	功效
白附片	选择大小均匀的泥附子，洗净，浸入食用胆巴的水溶液中数日，连同浸液煮至透心，捞出，剥去外皮，纵切成厚约0.3cm的片，用水浸漂，取出，蒸透，晒干	毒性降低，可直接入药
淡附片	取盐附子，用清水浸漂，每日换水2~3次，至盐分漂尽，与甘草、黑豆加水共煮透心，至切开后口尝无麻辣感时，取出，除去甘草、黑豆，切薄片，干燥。每100斤盐附子，用甘草5公斤，黑豆10公斤	长于回阳救逆，散寒止痛。用于亡阳虚脱，肢冷脉微，寒湿痹痛，心腹疼痛，阳虚水肿，阳虚感冒等证
炮附片	先将砂子置锅内炒热，加入黑顺片或白附片，用武火炒至鼓起并微变色时，取出，放凉	以温肾暖脾，补命门之火力胜。用于心腹冷痛，虚寒吐泻，冷痢腹痛，冷积便秘，或久痢赤白等证

▼ **盐附子** ▏气微，味咸而麻，刺舌。

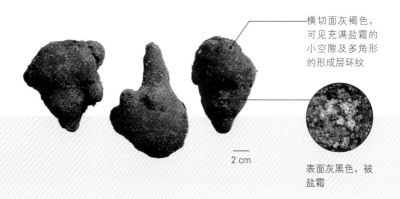

横切面灰褐色，可见充满盐霜的小空隙及多角形的形成层环纹

2 cm

表面灰黑色，被盐霜

▼ 黑顺片 ▎气微，味淡，质硬而脆。

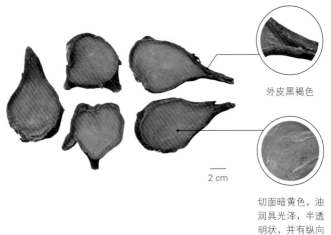

外皮黑褐色

2 cm

切面暗黄色，油
润具光泽，半透
明状，并有纵向
导管束

▼ 白附片 ▎气微，味淡，质硬而脆。

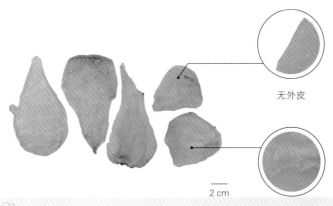

无外皮

2 cm

切面黄白色，半
透明

评注

▼ 淡附片 ▏味淡，口尝无麻舌感

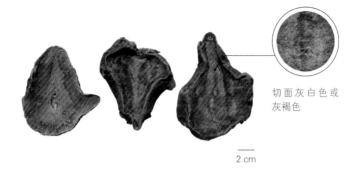

切面灰白色或
灰褐色

——
2 cm

▼ 炮附片 ▏气微香

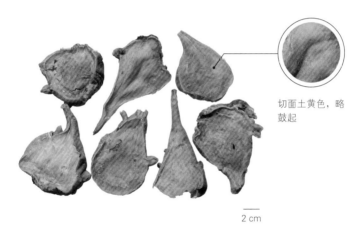

切面土黄色，略
鼓起

——
2 cm

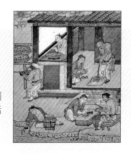

《补遗雷公炮制便览》附子炮制图 ▶
《雷公炮炙论》记载了炮附子和药汁制两种方法："于屋下午地上，
掘一坑，可深一尺，安于中一宿，至明取出，焙干用……若阴制
使，即生去尖皮底，了，薄切，用东流水并黑豆浸五日夜，然后
漉出，于日中晒令干用。"

青皮
Qingpi

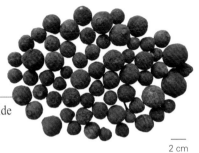

2 cm

学名：Citri Reticulatae Pericarpium Viride

 来　源　芸香科植物橘 *Citrus reticulata* Blanco 及其栽培变种的干燥幼果或未成熟果实的果皮。5~6月采集自落的幼果，晒干，习称"个青皮"；7~8月采收未成熟的果实，在果实上纵剖成四瓣至基部，除尽瓤瓣，晒干，习称"四花青皮"。

 性味功效　苦、辛，温。疏肝破气，消积化滞。

饮片比较

	制作方法	功效
青皮	取原药材，除去杂质，洗净，闷润，切厚片或丝，晒干	生品丨性烈，辛散力强，以破气消积力胜。多用于饮食积滞，癥积痞块
醋青皮	取青皮片或丝，加米醋拌匀，闷润至醋被吸尽后，置炒制容器内，用文火炒至微黄色，取出，晾凉。每100公斤青皮，用醋15公斤	制品丨辛烈之性缓和，疏肝止痛，消积化滞作用增强。用于胁肋胀痛，乳房胀痛，疝气疼痛

评注　生青皮、醋青皮均有疏肝理气和消积化滞作用，但在中医临床应用上则各有侧重。生青皮破气消积力强，但亦易伤正气，所以适于体实证实的患者，取其力峻效捷。醋青皮疏肝止痛作用佳，且能缓其剽悍之性；消积化滞亦佳，尤适于食积而兼肝郁气滞的患者。

▼ 青皮 | 质硬脆，气香，味酸苦辛。

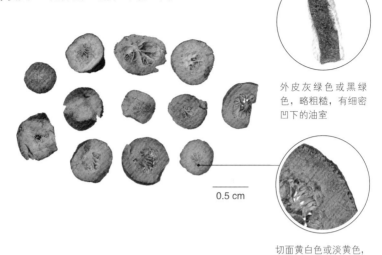

外皮灰绿色或黑绿色，略粗糙，有细密凹下的油室

切面黄白色或淡黄色，外缘有油室1~2列

0.5 cm

▼ 醋青皮 | 酸醋气，味酸苦辛。

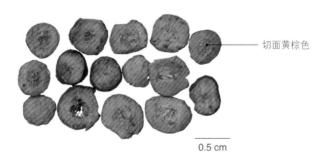

切面黄棕色

0.5 cm

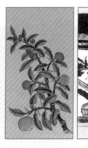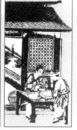

《精绘本草图》炮制青皮图（左）▶
《本草品汇精要》青皮图（右）▶

芫花
Yuanhua

学名：Flos Genkwa

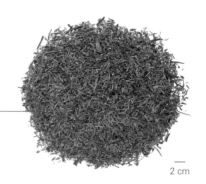

2 cm

 来　源　瑞香科植物芫花 *Daphne genkwa* Sieb. et Zucc. 的干燥花蕾。春季花未开放时采收，除去杂质，干燥。

 性味功效　苦、辛，温；有毒。泻水逐饮，解毒杀虫。

 饮片比较

	制作方法	功效
芫花	取原药材，除去残留的花梗、茎叶及杂质	生品｜有毒，峻泻逐水力较猛，较少内服，多外敷用于秃疮，头癣等
醋芫花	取净芫花，加米醋拌匀，闷润至醋被吸尽，置炒制容器内用文火炒至微干，取出，干燥。每100公斤芫花，用醋30公斤	制品｜毒性降低，泻下作用和导致腹痛的副作用均有所缓和，多用于胸腹积水，水肿胀满，痰饮积聚，气逆喘咳，二便不利

评注　芫花为常用的峻下逐水类中药，但由于其毒性较大，多外敷使用，较少内服，醋炙后确能使毒性降低。现代研究发现，醋炙后祛痰镇咳的有效成分芫花素和羟基芫花素含量下降较少，而毒性较大的挥发油类成分和二萜原酸酯类成分的含量则大幅度下降，但这两类成分也有一定的临床疗效，如挥发油类成分亦为泻下的活性部位之一，故对于芫花的炮制工艺和炮制原理尚需进一步研究。

▼ 芫花 | 质软，气微，味甘、微辛。

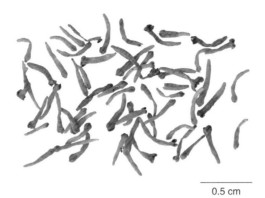

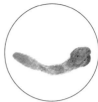

单朵呈棒槌状，多弯曲，花被筒表面淡紫色或灰绿色，密被短柔毛

———— 0.5 cm

▼ 醋芫花 | 质软，有醋气，味酸甘。

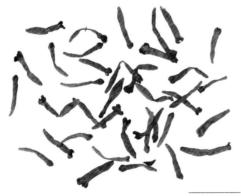

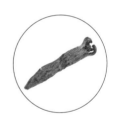

表面灰褐色，偶有焦斑

———— 0.5 cm

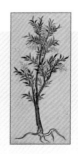

《补遗雷公炮制便览》芫花图 ▶

芡实
Qianshi

学名：Euryales Semen

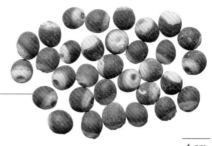

1 cm

 来　源　　睡莲科植物芡 *Euryale ferox* Salisb. 的干燥成熟种仁。秋末冬初采收成熟果实，除去果皮，取出种子，洗净，再除去硬壳（外种皮），晒干。

性味功效　甘、涩，平。益肾固精，补脾止泻，祛湿止带。

饮片比较

	制作方法	功效
芡实	取原药材，除去杂质	生品丨性平，涩而不滞，补脾肾而兼能祛湿
麸炒芡实	取麦麸，撒在热锅中，加热至冒烟时，加入净芡实，迅速翻动，炒至表面呈微黄色时，取出，筛去麦麸，晾凉。每100公斤芡实，用麦麸10公斤	制品丨性偏温，补脾和固涩作用增强

评注　芡实为传统的食疗之品，具有延缓衰老的作用。临床上芡实主要用于遗精和带下，麸炒后，补脾和固涩作用增强，适用于纯虚之证和虚多实少者，实际使用时不必过于拘泥于生用与炒用，应根据生品、炒品的特点、用药目的及处方的组合情况而定。

▼ 芡实 | 质较硬，粉性，气微，味淡。

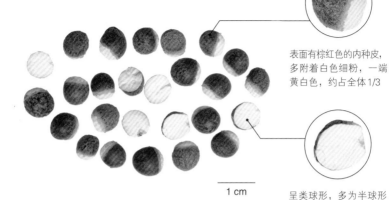

表面有棕红色的内种皮，多附着白色细粉，一端黄白色，约占全体1/3

呈类球形，多为半球形破粒，破面白色，一端有凹点状的种脐痕

1 cm

▼ 麸炒芡实 | 略有香气。

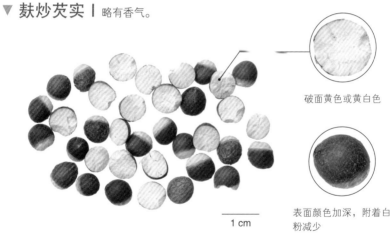

破面黄色或黄白色

表面颜色加深，附着白粉减少

1 cm

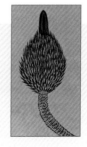

《本草品汇精要》芡图 ▶

前胡
Qianhu

学名：Peucedani Radix

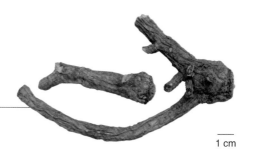

1 cm

 来　源　伞形科植物白花前胡 *Peucedanum praeruptorum* Dunn 的干燥根。冬季至次春茎叶枯萎或未抽花茎时采挖，除去须根，洗净，晒干或低温干燥。

 性味功效　苦、辛，微寒。散风清热，降气化痰。

 饮片比较

	制作方法	功效
前胡	取原药材，除去杂质，洗净，润透，切薄片，干燥	生品∣以散风清热，降气化痰为主。用于肺气不降，喘咳，痰稠，胸痞满闷，外感风热郁肺咳嗽等证
蜜前胡	取炼蜜加沸水适量稀释，淋入前胡片中拌匀，闷透，置炒制容器内用文火炒至不黏手，取出，放凉。每100公斤前胡片，用炼蜜25公斤	制品∣以润肺止咳为主。用于肺燥咳嗽，痰黄，咽喉干燥，胸闷气促，胸膈不利，呕吐不食等证

评注　前胡古代有甜竹沥浸、熬、焙、姜汁炒等炮制方法，现代研究发现其主要含有香豆素类成分和挥发油类成分。药理实验证实，其具有显著的祛痰作用和抗炎作用。
生前胡和蜜前胡均有降气化痰之效，但在中医临床上，生前胡多用于热痰、风痰，蜜炙后有润燥之功，故蜜前胡多用于燥痰。

▼ 前胡 | 气芳香，味微苦辛。

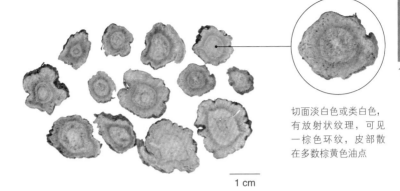

切面淡白色或类白色，
有放射状纹理，可见
一棕色环纹，皮部散
在多数棕黄色油点

1 cm

▼ 蜜前胡 | 味微甜、略辛。

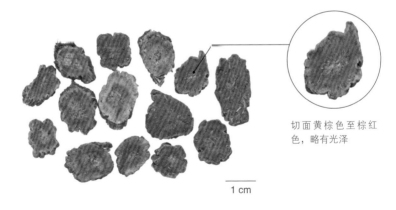

切面黄棕色至棕红
色，略有光泽

1 cm

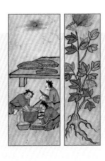

《补遗雷公炮制便览》前胡炮制图 ▶
《雷公炮炙论》："凡修事，先用刀刮上
苍黑皮并髭、土了，细锉，用甜竹沥
浸令润，于日中晒干用之。"

厚朴
Houpo

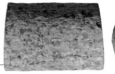

学名：Magnoliae Officinalis Cortex

—
5 cm

 来　源　木兰科植物厚朴 *Magnolia officinalis* Rehd. et Wils. 的干燥干皮、根皮及枝皮。4~6月剥取，根皮及枝皮直接阴干；干皮置沸水中微煮后，堆置阴湿处，"发汗"至内表面变紫褐色或棕褐色时，蒸软，取出，卷成筒状，干燥。

 性味功效　苦、辛，温。燥湿消痰，下气除满。

 饮片比较

	制作方法	功效
厚朴	取原药材，刮去粗皮，洗净，润透，切丝，晒干	**生品丨**药力较为峻烈，其味辛辣，对咽喉有刺激性，故一般不生用
姜厚朴	取厚朴丝，加姜汁拌匀，闷润至姜汁被吸尽，置炒制容器内，用文火炒干，取出，晾凉。每100公斤厚朴丝，用生姜10公斤	**制品丨**对咽喉的刺激性降低，并且宽中和胃的功效增强

评注

《中国药典》尚收载凹叶厚朴 *Magnolia officinalis* Rehd. et Wils. var. *biloba* Rehd. et Wils. 的干燥干皮、根皮及枝皮，亦作厚朴药用。

厚朴一般不生用，姜制后可单用治疗脘腹胀满，亦可配合大黄、枳实治疗腹部胀闷疼痛，积滞便秘，《金匮要略》的半夏厚朴汤还利用姜厚朴理气化痰的功能，配合半夏、紫苏等治疗梅核气。

现代研究表明，姜厚朴抗胃溃疡的作用显著增强，而清炒厚朴无此作用。胃、十二指肠溃疡，临床常出现嗳气、反酸、呕吐、恶心等症，也是姜厚朴的主治病证。

▼ 厚朴 ┃ 质坚硬，气香，味辛辣。

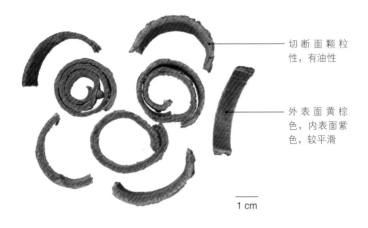

切断面颗粒性，有油性

外表面黄棕色，内表面紫色，较平滑

1 cm

▼ 姜厚朴 ┃ 气香，味辛。

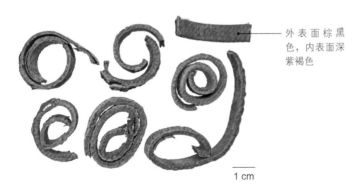

外表面棕黑色，内表面深紫褐色

1 cm

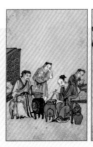 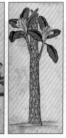

《补遗雷公炮制便览》厚朴炮制图 ▶
《雷公炮炙论》："凡使，要用紫色味辛为好。或丸散，便去粗皮，用酥炙过，每修一斤，用酥四两，炙了细锉用。若汤饮中使，用自然姜汁八两炙，一升为度。"

柏子仁
Baiziren

学名：Platycladi Semen

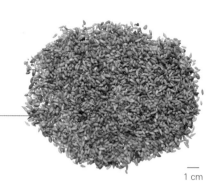

1 cm

 来　源　柏科植物侧柏 *Platycladus orientalis*（L.）Franco 的干燥成熟种仁。秋、冬二季采收成熟种子，晒干，除去种皮，收集种仁。

 性味功效　甘，平。养心安神，止汗，润肠。

 饮片比较

	制作方法	功效
柏子仁	取原药材，除去杂质及残留的种皮	生品 ∣ 润肠力胜，常用于肠燥便秘，但气味不佳易致恶心或呕吐
柏子仁霜	取净柏子仁，碾成泥状，用布包严，加热微炕，压榨去油，如此反复数次，至粉末松散且不黏结成饼为度，碾细	制品 ∣ 避免滑肠致泻的副作用。用于心神不宁，失眠健忘者

评注　中药成分复杂，因而常常一药多效，通过炮制可对原有性效予以取舍，力求符合疾病的治疗要求，柏子仁的炮制充分体现了此目的。

由于富含脂肪油，生柏子仁具有很好的润肠通便作用，如治疗津枯便秘的五仁丸用的就是生柏子仁；但如果用于失眠、惊悸，其润肠通便则转变为副作用，所以通过制霜，可以去除脂肪油，从而降低副作用，如具有补心安神作用的天王补心丹用的就是柏子仁霜。

▼ 柏子仁 | 质软，富油性，气微香，味淡。

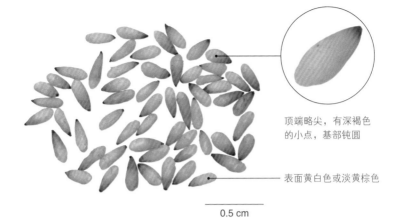

顶端略尖，有深褐色
的小点，基部钝圆

表面黄白色或淡黄棕色

0.5 cm

▼ 柏子仁霜 | 气微香，味淡。

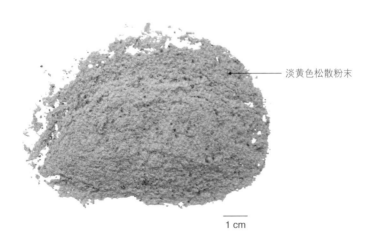

淡黄色松散粉末

1 cm

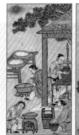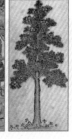

《补遗雷公炮制便览》柏子仁炮制图 ▶
《雷公炮炙论》记载："凡使，先以酒浸
一宿，至明漉出，晒干，却，用黄精自
然汁于日中煎，手不住搅。若天久阴，
即于铛中着水，用瓶器盛柏子仁，着火
缓缓煮成煎为度。每煎三两柏子仁，用
酒五两，浸干为度。"

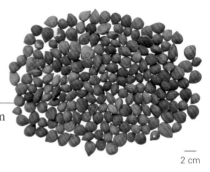

苦杏仁
Kuxingren

学名：Armeniacae Semen Amarum

2 cm

 来　源　为蔷薇科植物山杏 *Prunus armeniaca* L. var. *ansu* Maxim. 的干燥成熟种子。夏季采收成熟果实，除去果肉及核壳，取出种子，晒干。

 性味功效　苦，微温；有小毒。降气止咳平喘，润肠通便。

 饮片比较

	制作方法	功效
苦杏仁	取原药材，除去杂质，用时捣碎	**生品丨**性微温而质润，长于润肺止咳，润肠通便。多用于新病喘咳（常为外感咳喘），肠燥便秘
燀苦杏仁	取净苦杏仁，置沸水中略烫，至外皮微胀时，捞出，用凉水稍浸，取出搓开种皮，晒干后簸去种皮，取仁。用时捣碎	**制品丨**可破坏酶，保存苷，去皮有利于有效成分溶出，提高疗效，作用与生苦杏仁同
炒苦杏仁	取燀苦杏仁，置炒制容器内，用文火炒至黄色，取出晾凉。用时捣碎	**制品丨**性温，长于温散肺寒，并可去小毒。常用于肺寒咳喘，久喘肺虚；用于肠燥便秘效亦佳

评注　《中国药典》尚收载杏 *Prunus armeniaca* L.、西伯利亚杏 *Prunus sibirica* L. 或东北杏 *Prunus mandshurica*（Maxim.）Koehne 的干燥成熟种子，亦作苦杏仁药用。

苦杏仁对咳嗽、痰多、喘息有强烈的针对性，故古今医家将其作为肺系用药使用，无论内伤外感，新病痼疾，凡涉肺脏，多用之。同时苦杏仁含有脂肪油，兼有润肠通便的作用。还含有苦杏仁苷，其在体内分解产生微量的氢氰酸与苯甲醛，对呼吸中枢有抑制作用，达到镇咳、平喘作用。炮制上用燀法破坏苦杏仁中含有的苦杏仁酶，避免在储藏或煎药的过程中苦杏仁苷被分解，导致疗效下降。

▼ 苦杏仁 | 气微，味苦。

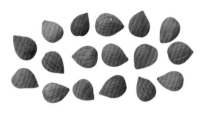

表面黄棕色至深棕色，一端尖，另端钝圆，肥厚，左右不对称

圆端合点处向上具多数深棕色的脉纹

____
1 cm

▼ 燀杏仁 | 富油性，有特殊香气，味苦。

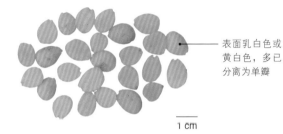

表面乳白色或黄白色，多已分离为单瓣

____
1 cm

▼ 炒杏仁 | 有香气，味苦。

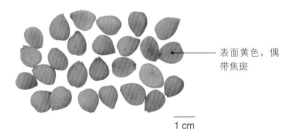

表面黄色，偶带焦斑

____
1 cm

《精绘本草图》杏仁炮制图(左)▶
《食物本草》杏仁图(右)▶
《雷公炮炙论》："凡使，须用沸汤浸少时，去皮膜，去尖，擘作两片，用白火石并乌豆、杏仁三件，于锅子内，下东流水煮，从巳至午，其杏仁色褐黄，则去尖，然用。每修一斤，用白火石一斤，乌豆三合，水旋添，勿令阙，免反血，为妙也。"

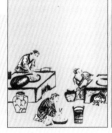

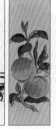

香附
Xiangfu

学名：Cyperi Rhizoma

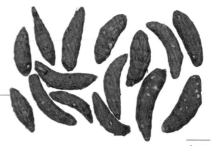

1 cm

 来　源　莎草科植物莎草 *Cyperus rotundus* L. 的干燥根茎。秋季采挖，燎去毛须，置沸水中略煮或蒸透后晒干，或燎后直接晒干。

 性味功效　辛、微苦、微甘，平。行气解郁，调经止痛。

 饮片比较

	制作方法	功效
香附	取原药材，除去毛须及杂质，碾碎或切厚片	**生品**丨能上行胸膈，外达肌肤，故多入解表剂中，以理气解郁为主，用于风寒感冒，胸膈痞闷，胁肋疼痛等证
醋香附	取香附片或块，加醋拌匀，闷润至醋被吸尽后，置炒制容器内，用文火炒干，取出，晾凉	**制品**丨专入肝经，增强疏肝止痛作用，并能消积化滞，用于伤食腹痛，血中气滞，寒凝气滞，胃脘疼痛等证

评注　香附具有行气解郁，调经止痛的功能，故李时珍谓其为"气病之总司，妇科之主帅"。香附药材有毛须，炮制上常采用砻或撞的方法去毛，所得香附挥发油含量较高，具有理气解表的作用，常用于风寒感冒；醋炙或醋蒸后能专入肝经，为妇科常用，能疏肝止痛，消积化滞。

历史上香附的炮制方法极多，所涉及的辅料就有五十多种，现代沿用的除醋制外，还有炒炭，酒制，四制(姜、醋、酒、盐)。

▼ 香附 | 质硬，气香，味微苦。

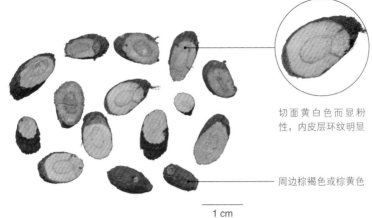

切面黄白色而显粉性，内皮层环纹明显

周边棕褐色或棕黄色

1 cm

▼ 醋香附 | 质硬，略有醋香气，味酸微苦。

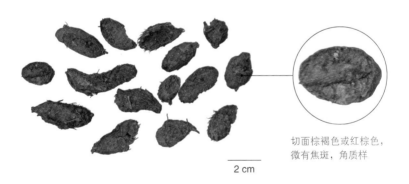

切面棕褐色或红棕色，微有焦斑，角质样

2 cm

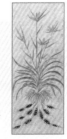

《补遗雷公炮制便览》香附图 ▶
《雷公炮炙论》："凡采得后，阴干，于
石臼中捣，勿令犯铁，用之切记尔。"

枳壳
Zhiqiao

学名：Aurantii Fructus

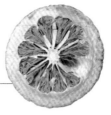
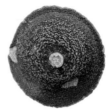

———
1 cm

 来　源　芸香科植物酸橙 *Citrus aurantium* L. 及其栽培变种的干燥未成熟果实。7月果皮尚绿时采收，自中部横切为两半，晒干或低温干燥。

 性味功效　苦、辛、酸，温。理气宽中，行滞消胀。

 饮片比较

	制作方法	功效
枳壳	取原药材，除去杂质，洗净，润透，切薄片，干燥后筛去碎落的瓤核	生品 l 较辛燥，作用较强，偏于理气宽中，用于气实壅满所致之脘腹胀痛或胁肋胀痛，瘀滞疼痛等
麸炒枳壳	取麦麸，撒在热锅中，加热至冒烟时，加入枳壳片，迅速翻动，用中火炒至色变深，取出，筛去麸皮，晾凉。每100公斤枳壳片，用麦麸10公斤	制品 l 峻烈之性缓和，长于理气消食，用于食积痞满，胁肋疼痛，下利便血，皮肤瘙痒；亦用于产后子宫下垂或久泻脱肛

评注　枳壳瓤不含柠檬烯，挥发油含量甚少，且重量占总量的20%，又易霉变和虫蛀，水煎液极为苦酸涩，不堪入口，故传统炮制枳壳需去瓤入药。

生枳壳辛温而燥，作用峻烈，麸炒后能去掉部分挥发油，缓和峻烈之性，减少对肠道平滑肌的刺激。

▼ 枳壳 | 为弧状或不规则薄片，粗糙，质坚易折断，气清香，味苦而微酸。

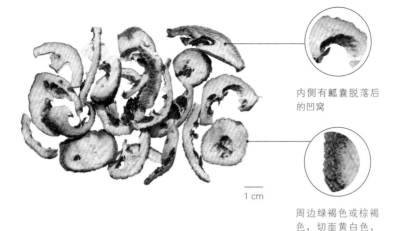

内侧有瓤囊脱落后
的凹窝

1 cm

周边绿褐色或棕褐
色，切面黄白色，
边缘有1~2列油室

▼ 麸炒枳壳 | 气香，味较弱。

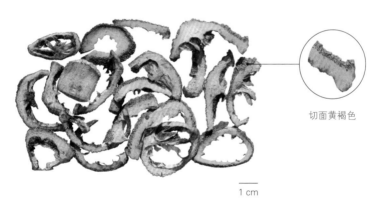

切面黄褐色

1 cm

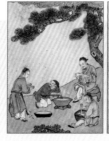
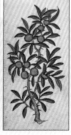

《补遗雷公炮制便览》枳壳炮制图 ▶
《雷公炮炙论》记载："用时，先去瓤，
以麸炒过，待麸焦黑，遂出，用布拭
上焦黑，然后单捣如粉用。"

枳实
Zhishi

学名：Aurantii Fructus Immaturus

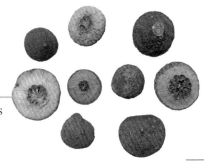

1 cm

 来　源　芸香科植物酸橙 *Citrus aurantium* L. 及其栽培变种的干燥幼果。5~6 月收集自落的果实，除去杂质，自中部横切为两半，晒干或低温干燥，较小者直接晒干或低温干燥。

 性味功效　苦、辛、酸，温。破气消积，化痰散痞。

 饮片比较

	制作方法	功效
枳实	取原药材，除去杂质，洗净，润透，切薄片，干燥	生品｜较峻烈，长于破气化痰，用于痰滞气阻胸痹，痰饮咳喘、眩晕；近年亦用于胃下垂
麸炒枳实	取麦麸，撒在热锅中，加热至冒烟时，加入枳实，迅速翻动，用中火炒至色变深，取出，筛去麦麸，晾凉。每100公斤枳实，用麦麸10公斤	制品｜烈性缓和，长于消积化痞，用于食积胃脘痞满，积滞便秘，湿热泻痢

评注　《中国药典》尚收载甜橙 *Citrus sinensis* Osbeck 的干燥幼果，亦作枳实药用。

枳实与枳壳来源相同，其性味、功用、成分也基本一致，唯枳壳性和而缓，枳实性峻烈而速，故枳实适于体质较强健者，体弱者一般用枳壳不用枳实。鉴于枳实作用较猛烈，对胃肠的刺激性较强，临床上除治胸痹用生品取其化痰消痞之力强之外，其他方面仍多以麸炒缓和烈性后入药使用。

▼ 枳实 | 质坚硬，气清香，味苦微酸。

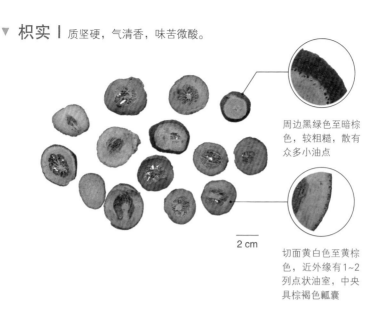

周边黑绿色至暗棕色，较粗糙，散有众多小油点

2 cm

切面黄白色至黄棕色，近外缘有1~2列点状油室，中央具棕褐色瓤囊

▼ 麸炒枳实 | 质脆易折断，气焦香，味较弱。

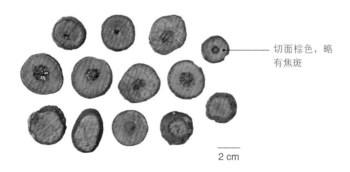

切面棕色，略有焦斑

2 cm

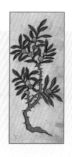

《补遗雷公炮制便览》枳实图 ▶

桑白皮
Sangbaipi

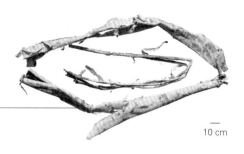

学名：Mori Cortex

—
10 cm

 来　源　桑科植物桑 *Morus alba* L. 的干燥根皮。秋末叶落时至次春发芽前采挖根部，刮去黄棕色粗皮，纵向剖开，剥取根皮，晒干。

 性味功效　甘，寒。泻肺平喘，利水消肿。

 饮片比较

	制作方法	功效
桑白皮	取原药材，除去杂质，洗净，稍润，切丝，干燥	**生品**丨性寒，泻肺行水力强，多用于水肿，尿少，面目肌肤浮肿
蜜桑白皮	取炼蜜加沸水适量稀释，淋入桑白皮丝中拌匀，闷透，置炒制容器内用文火炒至不黏手，取出，放凉。每100公斤桑白皮丝，用炼蜜25公斤	**制品**丨性寒偏润，寒泻之性缓和，润肺止咳作用较强，多用于肺虚咳喘

评注　汉代《金匮要略方论》已有"烧灰存性"炮制桑白皮的记载。历代文献记载桑白皮的炮制方法还有焙、炒、蜜炙、豆腐制、豆煮、酒炒、麸炒、蜜蒸等。现代基本上是生用和蜜炙，其中临床上以生用较为多见。

一般认为生桑白皮性寒，泻肺行水之力较强，如治疗水肿的经典《局方》五皮散即为生桑白皮与生姜皮、茯苓皮、大腹皮、陈皮配伍使用；蜜炙品寒泻之性缓和，偏于润肺止咳。

▼ 桑白皮 | 切断面纤维性，体轻，质韧，气微，味微甜。

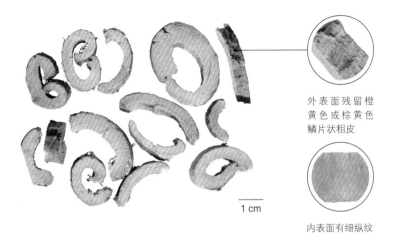

外表面残留橙
黄色或棕黄色
鳞片状粗皮

内表面有细纵纹

1 cm

▼ 蜜桑白皮 | 质滋润，有光泽，味甜。

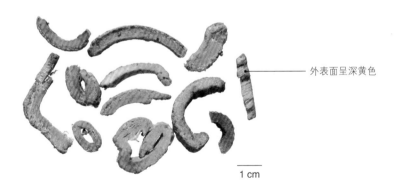

外表面呈深黄色

1 cm

《补遗雷公炮制便览》桑白皮炮制图 ▶
《雷公炮炙论》："采得后，铜刀刮上青
黄薄皮一重，只取第二重白嫩青涎者，
于槐砧上，用铜刀锉了，焙令干，勿
使皮上涎落，涎是药力。此药恶铁并
铅。"

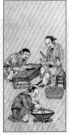
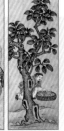

柴胡
Chaihu

学名：Bupleuri Radix

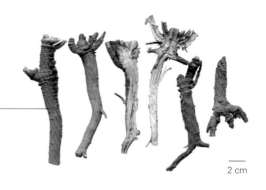

2 cm

 来　源　伞形科植物柴胡 *Bupleurum chinense* DC. 的干燥根，习称 "北柴胡"。春、秋二季采挖，除去茎叶及泥沙，干燥。

 性味功效　苦，微寒。和解表里，疏肝，升阳。

 饮片比较

	制作方法	功效
柴胡	取原药材，除去杂质及残茎，洗净，润透，切厚片，干燥	**生品** | 升散作用较强，多用于解表退热
醋柴胡	取柴胡片，加米醋拌匀，闷润至醋被吸尽后，置炒制容器内，用文火炒干，取出，晾凉。每100公斤柴胡片，用米醋20公斤	**制品** | 缓和升散之性，增强疏肝止痛的作用，多用于肝郁气滞的胁痛，腹痛及月经不调等症

评注　《中国药典》尚收载狭叶柴胡 *Bupleurum scorzonerifolium* Willd. 的干燥根，亦作柴胡药用，习称"南柴胡"。

柴胡中所含的挥发油类成分为其解表的物质基础，故解表退热时，如小柴胡汤中，需用生柴胡，且炮制时要"勿令犯火"。

同时挥发油亦是"升散之性"的来源，所以醋炙后，挥发油含量降低，升散之性缓和，且在酸性条件下，柴胡所含的皂苷水解为活性更强的皂苷元，增强疏肝止痛的作用，达到引药入肝的目的，如柴胡疏肝散用的即醋柴胡。

▼ 柴胡 | 质坚硬，气微香，味微苦。

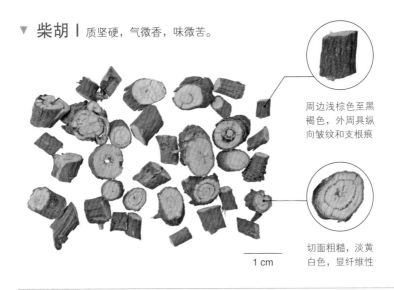

周边浅棕色至黑褐色，外周具纵向皱纹和支根痕

切面粗糙，淡黄白色，显纤维性

1 cm

▼ 醋柴胡 | 质坚硬，有醋香气，味酸微苦。

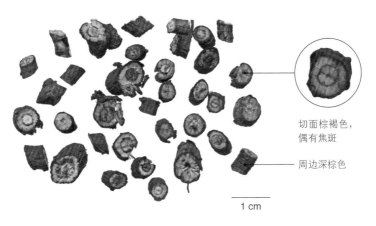

切面棕褐色，偶有焦斑

周边深棕色

1 cm

《补遗雷公炮制便览》柴胡炮制图 ▶
《雷公炮炙论》："凡采得后，去髭并头，用铜刀削上赤薄皮少许，却，以粗布拭了，细锉用之。勿令犯火，立便无效也。

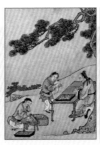
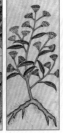

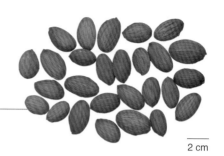

桃仁
Taoren

学名：Persicae Semen

2 cm

 来　源　蔷薇科植物桃 *Prunus persica*（L.）Batsch 或山桃 *Prunus davidiana*（Carr.）Franch. 的干燥成熟种子。果实成熟后采收，除去果肉及核壳，取出种子，晒干。

 性味功效　苦、甘，平。活血祛瘀，润肠通便。

 饮片比较

	制作方法	功效
桃仁	取原药材，除去杂质。用时捣碎	**生品**｜活血祛瘀力强，用于血瘀经闭，癥瘕积聚，产后瘀滞腹痛，跌打损伤，内痈等
燀桃仁	取净桃仁置沸水中，加热煮至种皮微膨起即捞出，在凉水中稍泡，捞起，搓开种皮与种仁，干燥，筛去种皮。用时捣碎	**制品**｜除去非药用部位，有效成分易于煎出，且杀酶保苷，功用与生桃仁基本一致
炒桃仁	取燀桃仁，置炒制容器内，用文火炒至黄色，取出，晾凉。用时捣碎	**制品**｜偏于润燥和血，多用于肠燥便秘，心腹胀满等

评注　目前对桃仁是否需要燀去皮仍有不同看法。有人认为，桃仁燀去皮是必要的，一方面可洁净药物，另一方面桃仁去皮后，既有利于有效成分煎出，又可避免发生中毒事故。也有些人认为，桃仁与杏仁用途不同，桃仁主要功效是活血祛瘀，因此，苦杏仁苷不应作为有效成分，而应视为毒性成分，生用由于保存了苦杏仁酶的活性，可使苦杏仁苷在水煎过程中或粉碎后水解成氢氰酸而挥发掉，从而降低其毒性，尚需结合临床作进一步的研究。

▼ 桃仁 | 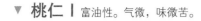 富油性。气微，味微苦。

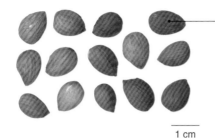

表面黄棕色至红棕色，密布颗粒状突起

基端钝圆稍偏斜，自合点处散出多数纵向维管束

1 cm

▼ 燀桃仁 | 气微，味微苦。

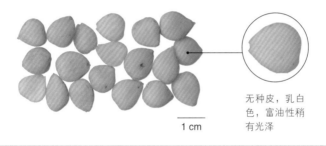

无种皮，乳白色，富油性稍有光泽

1 cm

▼ 炒桃仁 | 有香气，味微苦。

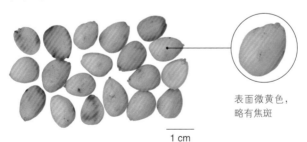

表面微黄色，略有焦斑

1 cm

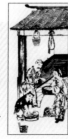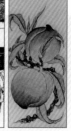

《精绘本草图》炮制桃仁图（左）▶
《本草品汇精要》桃图（右）▶
《雷公炮炙论》："凡使，须择，去皮，浑用白术、乌豆二味，和桃仁同于坩埚子中煮一伏时后，漉出，用手擘作两片，其心黄如金色，任用之。"

乌梅
Wumei

学名：Mume Fructus

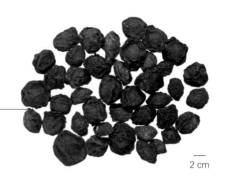

2 cm

 来　源 蔷薇科梅 *Prunus mume*（Sieb.）Sieb. et Zucc. 的干燥近成熟果实。夏季果实近成熟时采收，低温烘干后闷至色变黑。

 性味功效 酸、涩，平。敛肺，涩肠，生津，安蛔。

饮片比较

	制作方法	功效
乌梅	取原药材，除去杂质，洗净，干燥	**生品**｜长于生津止咳，敛肺止咳，亦能安蛔，多用于虚热口渴，肺虚久咳；亦用于蛔虫腹痛
乌梅肉	取净乌梅，水润使软或蒸软，去核	**制品**｜同乌梅
乌梅炭	取净乌梅，置炒制容器内，用武火炒至皮肉鼓起，取出，放凉	**制品**｜长于涩肠止泻，止血，用于久泻久痢及便血，崩漏下血等

评注 虽然乌梅和乌梅肉作用相同，但乌梅肉中有机酸含量是乌梅核的8倍，故其作用更强。炒炭后涩肠止血的作用增强，临床上止血、止泻一般习惯用乌梅炭。还有用醋蒸法炮制乌梅，酸上加酸，使其收敛固涩作用更强，尤其适用于肺气耗散之久咳不止和蛔厥腹痛，如《伤寒论》中治疗蛔厥的乌梅丸即选用醋乌梅。

▼ **乌梅** | 果肉柔软，果核坚硬，气微，味极酸。

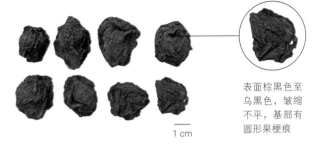

1 cm

表面棕黑色至
乌黑色，皱缩
不平，基部有
圆形果梗痕

▼ **乌梅肉** | 质柔软，气微，味极酸。

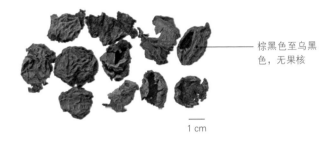

1 cm

棕黑色至乌黑
色，无果核

▼ **乌梅炭** | 质脆，味酸兼有苦味。

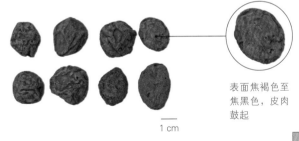

1 cm

表面焦褐色至
焦黑色，皮肉
鼓起

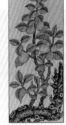

《本草品汇精要》梅实图 ▶

益智
Yizhi

学名：Alpiniae Oxyphyllae Fructus

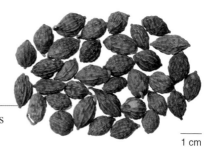

1 cm

 来　源　姜科植物益智 *Alpinia oxyphylla* Miq. 的干燥成熟果实。夏、秋间果实由绿变红时采收，晒干或低温干燥。

 性味功效　辛，温。温脾止泻，摄唾涎，暖肾，固精缩尿。

 饮片比较

	制作方法	功效
益智仁	取原药材，除去杂质及外壳，用时捣碎	**生品**｜辛温而燥，以温脾止泻，收摄涎唾力胜，多用于腹痛吐泻，口涎自流
盐益智仁	取益智仁，加盐水拌匀，闷透，置炒制容器内，以文火加热炒干，取出，晾凉。每100公斤益智仁，用食盐2公斤	**制品**｜可缓和辛燥之性，专行下焦，长于固精，缩尿，用于肾气虚寒的遗精、早泄，尿频、遗尿，白浊

评注

由于益智原药材为果实，临床要求用的是种子，故炮制上常采用清炒或砂炒的方法，使外壳松脆后，去壳取仁，作为生益智仁供临床使用。

盐益智仁则是利用相反为制的炮制原理，以苦寒的盐水炮制辛温的益智仁，从而制约益智仁的燥性，并能引药下行，但这也只是缓和其辛温之性，虽有补涩作用，仍会伤阴助火，故临床上对于阴虚火旺或因热致虚等证需忌用。

▼ 益智仁 | 质硬，有特异香气，味辛，微苦。

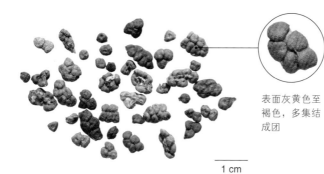

表面灰黄色至褐色，多集结成团

种子胚乳白色

1 cm

▼ 盐益智仁 | 有香气，略有咸味。

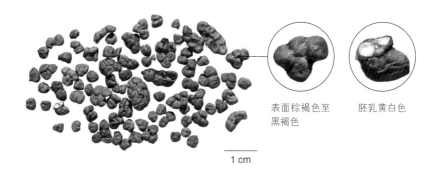

表面棕褐色至黑褐色

胚乳黄白色

1 cm

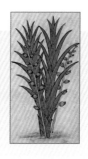

《补遗雷公炮制便览》益智图 ▶

草乌

Caowu

学名：Aconiti Kusnezoffii Radix

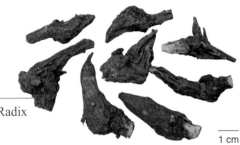

1 cm

 来　源　毛茛科植物北乌头 *Aconitum kusnezoffii* Reichb. 的干燥块根。秋季茎叶枯萎时采挖，除去须根及泥沙，干燥。

 性味功效　辛、苦，热；有大毒。祛风除湿，温经止痛。

 饮片比较

	制作方法	功效
草乌	取原药材，除去杂质，洗净，干燥	生品｜有大毒，多外用，以祛寒止痛，消肿为主。用于喉痹，痈疽，疔疮，瘰疬及破伤风等证
制草乌	取生草乌，大小个分开，用水浸泡至内无干心，取出，加水煮至取大个切开内无白心、口尝微有麻舌感时，取出，晾至六成干后切薄片，干燥	制品｜毒性降低，可供内服，以祛风除湿，温经止痛力胜。用于风寒湿痹，关节疼痛，脘腹冷痛，跌扑肿痛，头风头痛，偏正头痛等证

评注　草乌与川乌为近缘植物，古代统作乌头使用，其作用、炮制方法、炮制机理均相似。草乌炮制的程度传统经验也要求达到"口尝无麻舌感或微有麻舌感"。由于每人的味觉敏感程度不同，口尝量和口尝方式不同，因而有很大差异。使用这种经验方法应遵循如下原则：舌尝部位应在舌前1/3处；取样100～150mg；在口中嚼半分钟；咀嚼当时不麻，2～5分钟后出现麻辣感；舌麻时间维持20～30分钟才逐渐消失。

▼ 草乌 | 质硬，味辛辣、麻舌。

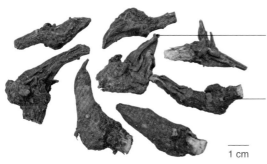

表面棕褐色或灰棕色，皱缩，有小瘤状侧根及子根脱离后的痕迹

顶端常有残茎，中部多向一侧膨大

1 cm

▼ 制草乌 | 质脆，味微辛辣，稍有麻舌感。

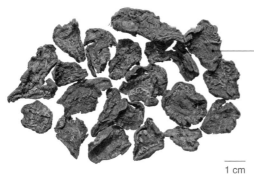

表面黄褐色至黑褐色，有灰棕色形成层环纹

1 cm

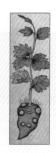

《补遗雷公炮制便览》乌头图 ▶

马钱子

Maqianzi

学名：Strychni Semen

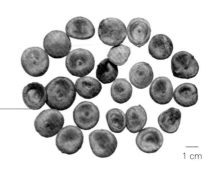

——
1 cm

 来　源　马钱科植物马钱 *Strychnos nux–vomica* L.的干燥成熟种子。冬季采收成熟果实，取出种子，晒干。

 性味功效　苦，温；有大毒。通络止痛，散结消肿。

 饮片比较

	制作方法	功效
马钱子	取原药材，除去杂质。用时捣碎	生品丨毒性剧烈，仅供外用。常用于局部肿痛，如治喉痹作痛，面瘫等
制马钱子	将砂子置炒制容器中，用武火加热，加入生马钱子，拌炒至鼓起并显棕褐色或深棕色，取出，筛去砂子，晾凉。用时捣碎	制品丨毒性降低，亦易粉碎，常供内服。多用于风湿痹痛，跌打损伤，骨折瘀痛，痈疽，疔疮，瘰疬，痰核，麻木瘫痪
马钱粉	取制马钱子，粉碎成细粉，照《中国药典》(2005 版)马钱子项下的含量测定方法测定士的宁含量后，加适量淀粉，使含量符合规定，混匀，即得	制品丨同制马钱子

评注

传统认为马钱子表面的绒毛有毒，故采用砂炒或油炸的方法去毛，从而达到减毒的目的。现代研究发现，马钱子的绒毛与仁所含的成分没有质的区别，而所含的马钱子碱、番木鳖碱等生物碱则既是其毒性来源，也是其通络止痛的有效成分。通过高温的砂炒，可使这些生物碱转化为毒性较低，效价更高的氮氧化物，进而达到减毒增效的目的。

因此为了保证马钱子安全有效，生产上砂烫要控制在230 ~ 240℃和3 ~ 4分钟为宜。

马钱子 | 质坚硬，气微，味极苦

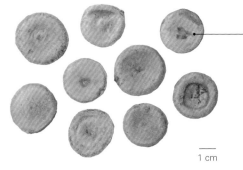

呈纽扣状圆板形，常一面隆起，一面稍凹下，边缘稍隆起，较厚，有丝样光泽

断面黄白色，角质状

1 cm

制马钱子 | 质酥脆，无臭，味苦

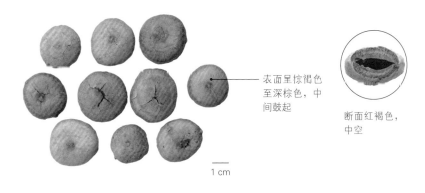

衣面呈惊褐色至深棕色，中间鼓起

断面红褐色，中空

1 cm

马钱子粉 | 质松散，气微香，味苦

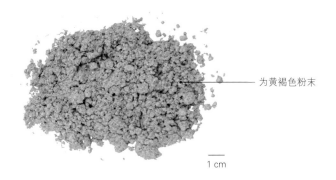

为黄褐色粉末

1 cm

干姜
Ganjiang

学名：Zingiberis Rhizoma

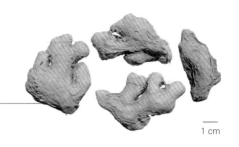

—
1 cm

 来　源　姜科植物姜 *Zingiber officinale* Rosc. 的干燥根茎。冬季采挖，除去须根及泥沙，晒干或低温干燥。趁鲜切片，晒干或低温干燥者称为"干姜片"。

 性味功效　辛，热。温中散寒，回阳通脉，燥湿消痰，温经止血。

 饮片比较

	制作方法	功效
干姜	取原药材，除去杂质，略泡，洗净，润透，切厚片或块。干燥	生品丨性热而偏燥，以温中散寒，回阳通脉，燥湿消痰为主，能守能走，故对中焦寒邪偏胜而兼湿者以及寒饮伏肺的咳喘尤为适宜，又因力速而作用较强，故用于回阳复脉，其效甚佳
炮姜	取干姜片或块，置炒制容器内，用武火炒至表面焦黑色，内部棕褐色，喷淋少许清水，灭尽火星，略炒，取出，晾凉	制品丨辛味消失，守而不走，功专止血温经，味苦涩，故固涩止血作用强于炮姜，而温经作用不及炮姜
姜炭	取净砂置炒制容器内，用武火加热，炒制灵活状态，再加入干姜片或块，不断翻动，炒至鼓起，表面棕褐色，取出，筛去砂，晾凉	制品丨辛燥之性不及干姜，温里之力不如干姜迅猛，但作用持久缓和，故长于温中止痛，止泻，温经止血

评注　姜作为一种药食两用的材料，在中国已有数千年的应用历史，其炮制品也较多。现代研究发现，干姜的主要成分为挥发油，高温加热炮制成炮姜和姜炭后，其挥发油的含量和组分均有所改变。药效学研究也显示，炮姜的抗溃疡作用和姜炭的止血作用均显著增强，印证了中医临床用炮姜、姜炭作为温中止痛，温经止血药物，而不用生姜、干姜的科学性。

▼ 干姜 | 有特异香气，味辛辣。

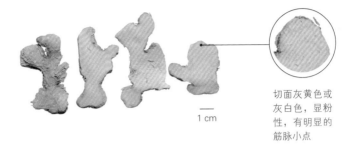

切面灰黄色或
灰白色，显粉
性，有明显的
筋脉小点

— 1 cm

▼ 炮姜 | 质地疏松特异气香，味微辛辣。

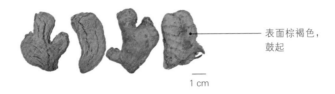

表面棕褐色，
鼓起

— 1 cm

▼ 姜炭 | 体轻，质松脆，味微苦、微辣

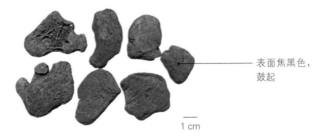

表面焦黑色，
鼓起

— 1 cm

《补遗雷公炮制便览》姜炮制图 ▶

《补遗雷公炮制便览》："凡作干姜，水淹三
日，毕，去皮置流水中六日，更乱去皮，
然后晒干，置瓷瓶中酿三日，乃成。"

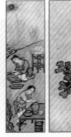
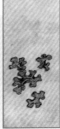
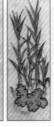

侧柏叶

Cebaiye

学名：Platycladi Cacumen

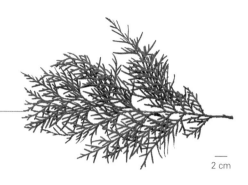

—
2 cm

 来　源　柏科植物侧柏 *Platycladus orientalis*（L.）Franco 的干燥枝梢及叶。多在夏、秋二季采收，阴干。

 性味功效　苦、涩，寒。凉血止血，生发乌发。

 饮片比较

	制作方法	功效
侧柏叶	取原药材，除去硬梗及杂质	**生品 |** 以清热凉血，止咳祛痰力胜。用于血热妄行的各种出血证，咳嗽痰多，湿热带下及脱发
侧柏炭	取净侧柏叶，置炒制容器内，用武火炒至表面黑褐色，内部焦黄色，喷淋少许清水，灭尽火星，取出，晾凉	**制品 |** 寒凉之性趋于平和，专于收敛止血。常用于热邪不盛的各种出血证

评注

侧柏叶生品和炭品均有止血的作用，其中生品还有生发乌发的功效，一些天然治脱发洗液常含有此物。

侧柏叶炒炭后挥发油含量大幅度降低，减少50%左右，其他成分也有所改变。

▼ 侧柏叶 | 质脆，易折断，气清香，味苦涩、微辛。

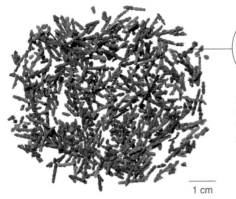

为不规则深绿色或黄绿色多节枝叶片，小枝扁平

细小鳞片状，交互对生，贴伏于枝上

1 cm

▼ 侧柏炭 | 质轻，易碎。味苦涩。

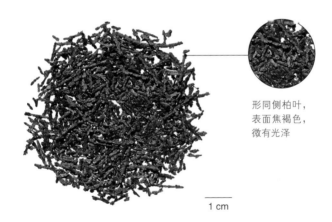

形同侧柏叶，表面焦褐色，微有光泽

1 cm

《补遗雷公炮制便览》侧柏图 ▶
《雷公炮炙论》记载："若修事一斤，先拣去两畔并心枝了，用糯泔浸七日后，漉出，用酒拌蒸一伏时，却，用黄精自然汁浸了，焙干，又浸又焙，待黄精汁干尽，然后用之。如修事一斤，用黄精汁十二两。"

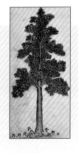

商陆
Shanglu

学名：Phytolaccae Radix

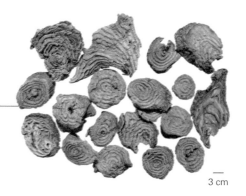

———
3 cm

 来　源　商陆科植物商陆 *Phytolacca acinosa* Roxb. 的干燥根。秋季至次春采挖，除去须根及泥沙，切成块或片，晒干或阴干。

 性味功效　苦，寒；有毒。逐水消肿，通利二便，解毒散结。

饮片比较

	制作方法	功效
商陆	取原药材，除去杂质，洗净，润透，切厚片或块，干燥	**生品** | 有毒，擅于消肿解毒，多用于外敷痈疽肿毒
醋商陆	取商陆片，加醋拌匀，闷润至醋被吸尽，置炒制容器内用文火炒干，取出，晾凉。每100公斤商陆，用醋30公斤	**制品** | 毒性降低，以逐水消肿为主，多用于水肿胀满

评注　《中国药典》尚收载垂序商陆 *Phytolacca americana* L. 的干燥根，亦作商陆药用。

商陆为传统的泻下逐水药，但因有毒，古今都很注意其炮制。早在《五十二病方》中就有醋渍治痈疽的记载。此后还有熬、豆叶蒸、炒黄、绿豆蒸、黑豆蒸、醋炙、酒制等。现代主要沿用醋制法。

商陆中含有商陆皂苷甲等毒性成分，醋炙后，其含量大幅度下降，药理实验亦显示，商陆醋炙后能明显减轻其肠黏膜的毒性反应。

▼ 商陆 | 质坚，气微，味稍甜，久嚼麻舌。

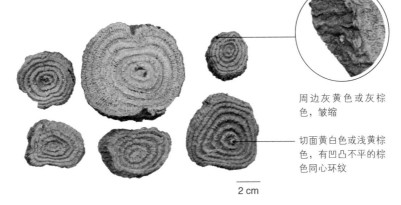

周边灰黄色或灰棕色，皱缩

切面黄白色或浅黄棕色，有凹凸不平的棕色同心环纹

2 cm

▼ 醋商陆 | 略有醋气

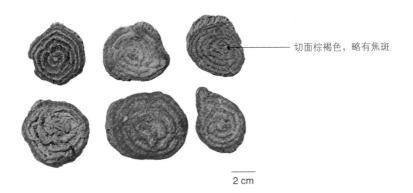

切面棕褐色，略有焦斑

2 cm

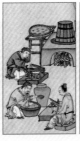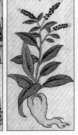

《补遗雷公炮制便览》商陆炮制图 ▶

《雷公炮炙论》："每修事，先以铜刀刮去上皮了，薄切，以东流水浸两宿，然后漉出，架甑蒸，以豆叶一重，与商陆一重，如斯蒸。从午至亥，出，仍去豆叶，暴干了，细锉用。若无豆叶，只用豆代之。"

常山
Changshan

学名：Dichroae Radix

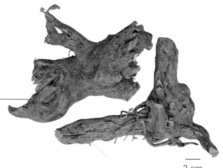

—
2 cm

来　源　虎耳草科植物常山 *Dichroa febrifuga* Lour. 的干燥根。冬季采挖，除去须根，洗净，晒干。

性味功效　苦、辛，寒；有毒。截疟，劫痰。

饮片比较

	制作方法	功效
常山	取原药材，除去杂质，分开大小，浸泡，润透，切薄片，晒干	**生品丨**劫痰涌吐力强，多用于胸中痰饮，癫狂
炒常山	取净常山片，置炒制容器内，用文火炒至颜色变深，取出，放凉	**制品丨**炒制后作用缓和，毒性降低，多用于截疟

评注　生常山能涌吐风痰，常单用治疗痰饮停于胸中、痰火内扰蒙闭心窍而致的精神失常等证。炒常山能清热劫痰截疟，常配伍槟榔使用，因其取得方便，为民间治疗疟疾的常用药。

常山的毒性与有效成分均来源于其所含的生物碱类成分。目前采用的水浸、闷润后切片、清炒、酒炙等炮制方法虽然能降低毒性，同时也导致疗效下降，故有学者建议常山不经水处理直接切片，或打成粗末入药，通过降低使用量来保证安全。

▼ 常山 | 质坚硬，味苦。

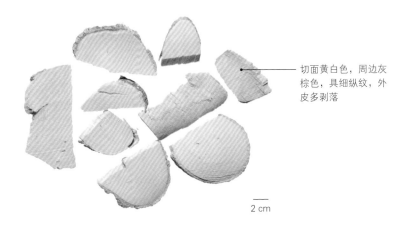

切面黄白色，周边灰棕色，具细纵纹，外皮多剥落

2 cm

▼ 炒常山 | 气微，味苦。

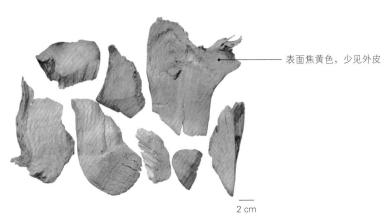

表面焦黄色，少见外皮

2 cm

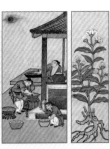

《补遗雷公炮制便览》常山炮制图 ▶
《雷公炮炙论》："以酒浸一宿，至明漉出，日干，熬捣，少用。"

旋覆花
Xuanfuhua

学名：Inulae Flos

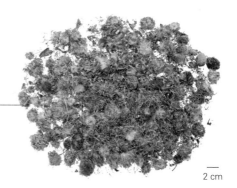

2 cm

 来　源　菊科植物旋覆花 *Inula japonica* Thunb. 的干燥头状花序。夏、秋二季开放时采收，除去杂质，阴干或晒干。

 性味功效　苦、辛、咸，微温。降气，消痰，行水，止呕。

饮片比较

	制作方法	功效
旋覆花	取原药材，除去梗、叶及杂质	生品 | 苦、辛之味较强，以降气化痰止呕力胜，多用于痰饮内停的胸膈满闷及胃气上逆的呕吐、喘息、肢肿
蜜旋覆花	取炼蜜加沸水适量稀释，淋入净旋覆花中拌匀，闷透，置炒制容器内用文火炒至不黏手时取出，晾凉。每100公斤旋覆花，用炼蜜25公斤	制品 | 性偏润，长于润肺止咳，降气平喘，苦辛降逆止呕作用弱于生品，多用于咳嗽痰喘而兼呕恶者

评注　《中国药典》尚收载欧亚旋覆花 *Inula britannica* L. 的干燥头状花序，亦作旋覆花药用。蜜炙旋覆花为近代新出现的炮制方法，主要是利用蜂蜜的作用，引药入肺经和增强补益的作用。

现代研究发现旋覆花含有甾醇类、倍半萜内酯类、黄酮类等多种成分，具有镇咳、抑菌、治疗百日咳等多种作用和临床疗效，但蜜炙对其化学成分和药理作用的变化还有待进一步研究。

▼ 旋覆花 | 体轻，易散碎。气微，味微苦。

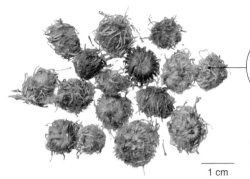

舌状花1列，黄色，多卷曲，管状花多数，棕黄色

总苞灰绿色，由多数苞片组成，呈覆瓦状排列

1 cm

▼ 蜜旋覆花 | 略有黏性，味微甜。

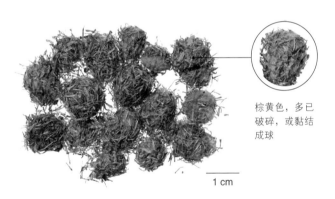

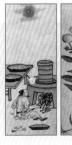

棕黄色，多已破碎，或黏结成球

1 cm

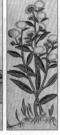

《补遗雷公炮制便览》旋覆花炮制图 ▶
《雷公炮炙论》："凡采得后，去裹花蕊壳皮并蒂子，取花蕊，蒸，从巳至午，晒干用"。

栀子
Zhizi

学名：Gardeniae Fructus

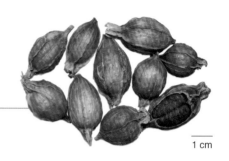

1 cm

 来　源　茜草科植物栀子 *Gardenia jasminoides* Ellis 的干燥成熟果实。9~11月果实成熟呈红黄色时采收，除去果梗及杂质，蒸至上汽或置沸水中略烫，取出，干燥。

 性味功效　苦，寒。泻火除烦，清热利尿，凉血解毒，止血。

 饮片比较

	制作方法	功效
栀子	取原药材，除去杂质，蹍碎	**生品 ┃**泻火利湿，凉血解毒力强，常用于温病高热，湿热黄疸，湿热淋证，疮疡肿毒，亦可用于火邪炽盛的目赤肿痛；外用治扭伤跌损
炒栀子	取栀子，用文火炒至黄褐色，取出，放凉	**制品 ┃**苦寒之性缓和，能清热除烦，用于热郁心烦
焦栀子	取栀子，用中火炒至表面焦褐色或焦黑色，果皮内面和种子表面为黄棕色或棕褐色，取出，放凉	**制品 ┃**偏于凉血止血，多用于吐血、咯血、咳血、衄血、尿血、崩漏等出血证

评注　栀子性味苦，寒，具有泻火除烦，清热利湿，凉血解毒的功能，但其苦寒之性较强，易伤中气，且对胃有一定刺激性，脾胃虚弱者易致恶心，炒后则可缓和苦寒之性，从而消除副作用。现代研究已经在一定程度上证明了这一点，如栀子中含有的具有利胆作用和抑制胃机能作用的京尼平苷，在炒后含量即有所下降。

▼ 栀子 | 不规则碎块，果皮薄而脆，略有光泽，气微，味微酸而苦。

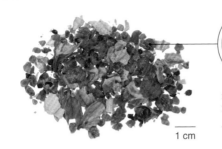

外表面红棕色
或红黄色，可
见棱线

种子扁卵形或
三角形，表面红
黄色或棕红色

_____
1 cm

▼ 炒栀子

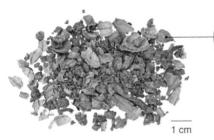

表面深黄色或
黄褐色，略有
焦斑

种子棕褐色

_____
1 cm

▼ 焦栀子

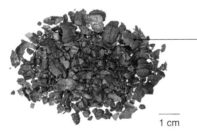

表面焦黄色或
焦褐色

种子黑褐色

_____
1 cm

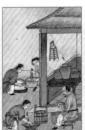

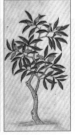

《补遗雷公炮制便览》栀子炮制图 ▶
《雷公炮炙论》记载："凡使，先去皮、
须了，取仁，以甘草水浸一宿，漉出，
焙干，捣筛如赤金末用。"

淫羊藿
Yinyanghuo

学名： Epimedii Folium

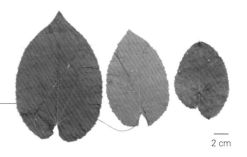

2 cm

 来　源　小檗科植物淫羊藿 *Epimedium brevicornu* Maxim.的干燥叶。

 性味功效　辛、甘，温。补肾阳，强筋骨，祛风湿。

 饮片比较

	制作方法	功效
淫羊藿	取原药材，除去杂质，摘取叶片，喷淋清水，稍润，切丝，干燥	生品┃具有祛风湿的作用，用于风寒湿痹，中风偏瘫及小儿麻痹症等
炙淫羊藿	取羊脂油加热熔化，加入淫羊藿丝，用文火炒至均匀有光泽，取出，晾凉。每100公斤淫羊藿丝，用炼羊脂油20公斤	制品┃温肾助阳的作用增强，多用于阳痿，不孕

评注　《中国药典》尚收载箭叶淫羊藿 *Epimedium sagittatum*（Sieb.et Zucc.）Maxim.、柔毛淫羊藿 *Epimedium pubescens* Maxim.或朝鲜淫羊藿 *Epimedium koreanum* Nakai 的干燥叶，亦作淫羊藿药用。

羊脂油炙淫羊藿始载于南北朝的《雷公炮炙论》，羊脂能温散寒邪，补虚润燥，用羊脂炙后可增强温肾助阳的作用，这已经在临床上得到证实。淫羊藿用羊脂油炙制前后的药理实验比较亦发现炮制品具有明显增强性机能作用。

▼ **淫羊藿** | 近革质，气微，味微苦。

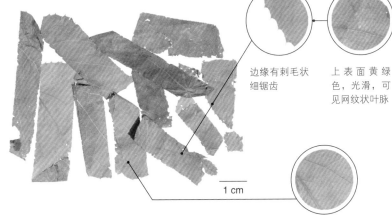

边缘有刺毛状
细锯齿

上表面黄绿
色，光滑，可
见网纹状叶脉

1 cm

下表面灰绿色，中脉
及细脉凸出

▼ **炙淫羊藿** | 微有羊油气

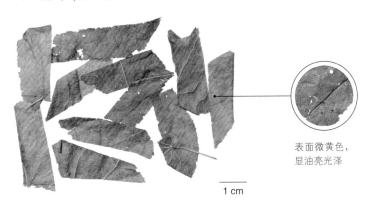

表面微黄色，
显油亮光泽

1 cm

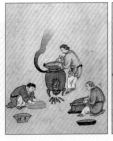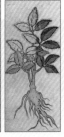

《补遗雷公炮制便览》淫羊藿炮制图 ▶
《雷公炮炙论》："凡使，时呼仙灵脾，
须用刀夹去叶四畔花枝尽后，细锉，
用羊脂相对拌炒过，待羊脂尽为度。
每修事一斤，用羊脂四两为度也。"

荷叶

Heye

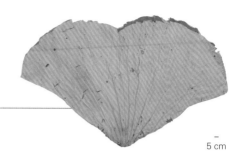

学名：Nelumbinis Folium

−
5 cm

 来　源　睡莲科植物莲 *Nelumbo nucifera* Gaertn. 的干燥叶。夏、秋二季采挖，晒至七八成干时，除去叶柄，折成半圆形或折扇形，干燥。

 性味功效　苦，平。清热解暑，升发清阳，凉血止血。

 饮片比较

	制作方法	功效
荷叶	除去杂质，喷水，稍润，切丝，干燥	生品 | 用于暑热烦渴，暑湿泄泻，脾虚泄泻，血热吐衄，便血崩漏
荷叶炭	取净荷叶，置煅锅内，密封，用武火焖煅成炭，放凉，取出	制品 | 收涩化瘀止血力强。用于多种出血证及产后血晕

评注　生荷叶有清热解暑的作用，如《温病条辨》中治疗暑温的清络饮即用生荷叶，同时也有止血作用，煅炭后，止血作用增强，如著名的止血方——十灰散中即用荷叶炭。

▼ 荷叶 | 质脆易破碎，稍有清香气，味微苦

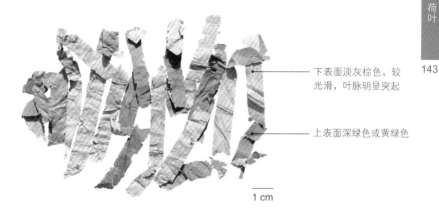

下表面淡灰棕色，较光滑，叶脉明显突起

上表面深绿色或黄绿色

1 cm

▼ 荷叶炭 | 质脆易碎，味苦涩

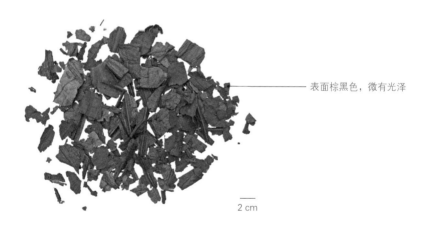

表面棕黑色，微有光泽

2 cm

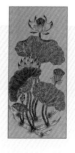

《本草品汇精要》莲藕图 ▶

麦芽
Maiya

学名：Hordei Fructus Germinatus

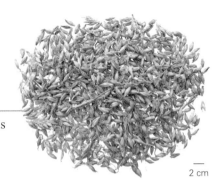

—
2 cm

 来　源　禾本科植物大麦 *Hordeum vulgare* L. 的成熟果实经发芽干燥而得。将麦粒用水浸泡后，保持适宜温湿度，幼芽长至约 0.5cm 时，晒干或低温干燥。

 性味功效　甘，平。行气消食，健脾开胃，退乳消胀。

 饮片比较

	制作方法	功效
麦芽	取原药材，除去杂质	**生品 |** 消食和胃通乳。用于消化不良，乳癖
炒麦芽	取净麦芽，置炒制容器内，用文火炒至表面呈棕黄色，取出，晾凉，筛去灰屑	**制品 |** 性偏温而气香，行气消食回乳。用于食积不消，妇女断乳
焦麦芽	取净麦芽，置炒制容器内，用中火炒至表面呈焦褐色，取出，晾凉，筛去灰屑	**制品 |** 性偏温而味甘微涩，消食化滞，止泻。用于食积不消，脘腹胀痛，泄泻

评注　大麦发芽过程中，酶活性因发芽程度不同而有显著差异。有胚芽者酶的活性、乳酸含量均远高于无胚芽者，芽亦不能太长，否则纤维素含量升高，药效降低。因此其芽长要控制在约0.5cm。

麦芽炒制时，随加热程度的升高，淀粉酶效价会降低或消失。但是中医临床用炒麦芽、焦麦芽入煎剂，均取得了确切的临床疗效。可见，酶类并非是其唯一有效成分。另外，临床还常单用炒麦芽用于妇女回乳，焦麦芽常与焦山楂、焦神曲配伍治疗食积泄泻。

▼ 麦芽 ┃ 质硬，粉质，气微，味微甘

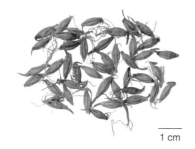

表面淡黄色，一端有淡黄色幼芽，皱缩或脱落，下端有纤细而弯曲的须根数条

▼ 炒麦芽 ┃ 有香气

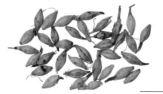

表面深黄色或棕黄色，偶见焦斑，须根多脱落

▼ 焦麦芽 ┃ 有焦香气

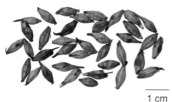

表面焦褐色或焦黄色，偶见须根

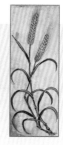

《补遗雷公炮制便览》大麦图 ▶

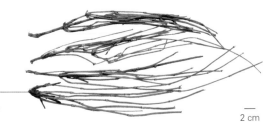

麻黄
Mahuang

学名：Ephedrae Herba

—
2 cm

 来　源　麻黄科植物草麻黄 *Ephedra sinica* Stapf. 的干燥草质茎。秋季采割绿色的草质茎，晒干。

 性味功效　辛、微苦，温。发汗散寒，宣肺平喘，利水消肿。

 饮片比较

	制作方法	功效
麻黄	取原药材，除去木质茎、残根及杂质，切段	生品丨发汗解表，利水消肿作用力强。多用于风寒表实证和风水浮肿
蜜麻黄	取炼蜜加沸水适量稀释，淋入麻黄段中拌匀，闷透，置炒制容器内用文火炒至不黏手，取出，放凉。每100公斤麻黄段，用炼蜜20公斤	制品丨味甘而微苦，性温偏润，辛散发汗作用缓和，宣肺平喘止咳的效力增强。多用于表证较轻，而肺气壅阻，咳嗽气喘的患者

评注　《中国药典》尚收载木贼麻黄 *Ephedra equisetina* Bge. 或中麻黄 *Ephedra intermedia* Schrenk ex C. A. Mey. 的干燥草质茎，亦作麻黄药用。

麻黄主含麻黄碱、挥发油等成分。麻黄碱能松弛支气管平滑肌，具有平喘作用；挥发油能抑制流感病毒，并能兴奋汗腺，有发汗作用。蜜炙后的麻黄挥发油含量降低，故发汗作用缓和。蜂蜜性味甘平，具有甘缓润燥作用，与麻黄止咳平喘的功效起协同作用，从而增强宣肺平喘止咳的效力。

麻黄炮制时还需去根，因为地上部分能升高血压，可发汗；根降低血压，止汗。

▼ 麻黄 | 体轻，质脆，易折断，气微香，味涩、微苦

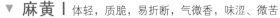

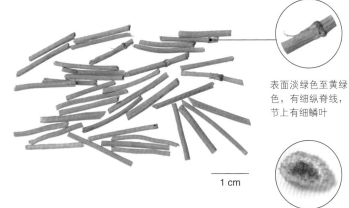

表面淡绿色至黄绿色，有细纵脊线，节上有细鳞叶

1 cm

切面略呈粉性，髓部红棕色

▼ 蜜麻黄 | 微有黏性，具蜜香气，味微甜

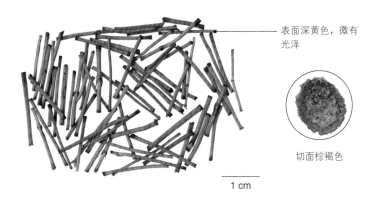

表面深黄色，微有光泽

切面棕褐色

1 cm

《补遗雷公炮制便览》麻黄炮制图 ▶
《雷公炮炙论》记载："凡使，去节并沫，若不尽，服之令人闷。用夹刀剪去节并头，槐砧上用铜刀细锉，煎三四十沸，竹片掠去上沫尽，滤出，晒干用之。"

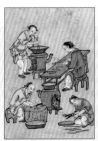

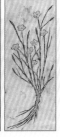

莪术

Ezhu

学名：Curcumae Rhizoma

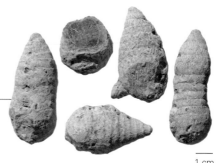

——
1 cm

 来　源　姜科植物蓬莪术 *Curcuma phaeocaulis* Val. 的干燥根茎。冬季茎叶枯萎后采挖，洗净，蒸或煮至透心，晒干或低温干燥后除去须根及杂质。

 性味功效　辛、苦，温。行气破血，消积止痛。

 饮片比较

	制作方法	功效
莪术	取原药材，除去杂质，略泡，洗净，蒸软，切厚片，干燥	生品 | 行气消积力强，多用于食积胃痛，瘀滞腹痛
醋莪术	取莪术片置煮制容器内，加米醋与适量水浸没药面，煮至米醋被吸尽透心，取出，稍晾，切厚片，干燥。每莪术100公斤，用米醋20公斤	制品 | 重在入肝经血分，增强破血消癥作用，多用于瘀滞经闭，胁下癥块

评注　《中国药典》尚收载广西莪术 *Curcuma kwangsiensis* S. G. Lee et C. F. Liang 或温郁金 *Curcuma wenyujin* Y. H. Chen et C. Ling 的干燥根茎，亦作莪术药用，后者习称"温莪术"。

莪术为"气中血药"，生用能行气消食积，但其行气止痛消积的作用极强，非有坚顽之积不可轻用。醋制可引药入肝经、引药入血分，增强破血消症的作用，常和"血中气药"三棱配伍成药对，用来治疗瘀血疼痛，癥瘕积聚。另外，醋制后还可降低挥发油含量，使其猛烈过偏之性得以缓和，从而更适合临床使用。

▼ 莪术 ┃ 气微香，味微苦而辛

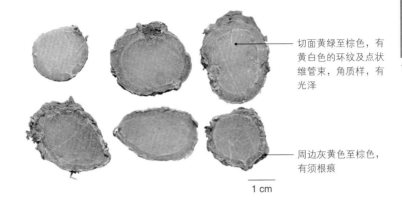

切面黄绿至棕色，有黄白色的环纹及点状维管束，角质样，有光泽

周边灰黄色至棕色，有须根痕

1 cm

▼ 醋莪术 ┃ 质坚脆，略有醋气

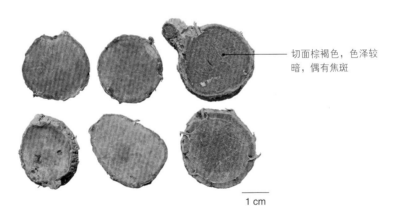

切面棕褐色，色泽较暗，偶有焦斑

1 cm

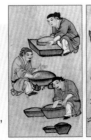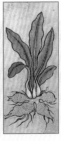

《补遗雷公炮制便览》莪术炮制图 ▶
《雷公炮炙论》："凡使，于砂盆中用醋磨，
令尽，然后于火畔吸令干，重筛过用。"

棕榈
Zonglü

学名：Trachycarpi Petiolus

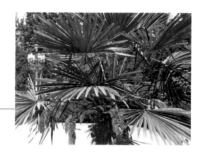

 来　源　棕榈科植物棕榈 *Trachycarpus fortunei*（Hook. f.）H. Wendl. 的干燥叶柄。采棕时割取旧叶柄下延部分及鞘片，除去纤维状的棕毛，晒干。

 性味功效　苦、涩，平。收涩止血。

饮片比较

	制作方法	功效
棕榈	取原药材，除去杂质，洗净，干燥	**生品 I** 临床不直接使用
棕榈炭	1. 取净棕榈，置煅锅内，密封，用武火焖煅至黑褐色，放凉，取出 2. 取净棕榈，切成小块，置炒制容器内，用武火炒至表面黑褐色，内部焦褐色，喷淋清水少许，灭尽火星，取出，晾凉	**制品 I** 具有收敛止血的功能

评注　古代大多数文献记载的棕榈均用棕榈皮或陈棕。现今由于用药习惯不同，有的地方用棕榈的叶鞘纤维，即棕皮，有的用棕榈的干燥叶柄，即棕板。但无论是以棕皮还是棕板入药，均需制炭后方可药用，制炭后才具收敛止血的功能。

现代研究也发现，制炭后所含成分发生了复杂的变化，如大分子鞣质被裂解为小分子鞣质。

▼ 棕榈 | 质硬而韧，不易折断，无臭，味淡

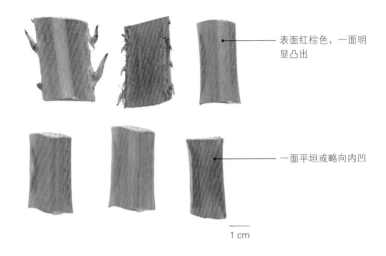

表面红棕色，一面明
显凸出

一面平坦或略向内凹

1 cm

▼ 棕榈炭 | 质酥松易碎，味微苦

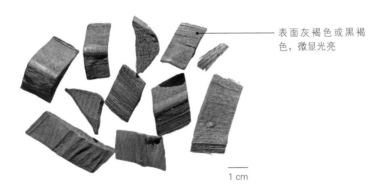

表面灰褐色或黑褐
色，微显光亮

1 cm

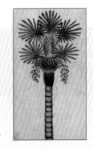

《补遗雷公炮制便览》棕榈图 ▶

款冬花
Kuandonghua

学名：Farfarae Flos

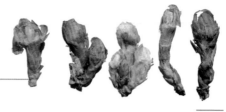

1 cm

 来　源　菊科植物款冬 *Tussilago farfara* L. 的干燥花蕾。12月或地冻前当花尚未出土时采挖，除去花梗及泥沙，阴干。

 性味功效　辛、微苦，温。润肺下气，止咳化痰。

 饮片比较

	制作方法	功效
款冬花	取原药材，除去杂质及残梗	**生品**｜长于散寒止咳。多用于风寒咳喘或痰饮咳嗽
蜜款冬花	取炼蜜加沸水适量稀释，淋入净款冬花中拌匀，闷透，置炒制容器内用文火炒至不黏手，取出，放凉。每100公斤款冬花，用炼蜜25公斤	**制品**｜药性温润，能增强润肺止咳的功效。多用于肺虚久咳或阴虚燥咳

评注　南北朝时期的《雷公炮炙论》中已有甘草水浸法炮制款冬花的记载。历代文献记载款冬花的炮制方法还有炒、焙、蜜水炒等。

现代款冬花的炮制主要沿用蜜炙法。明代《本草通玄》中对款冬花蜜炙的原始意图有较明确的记载，认为其可"治久咳"。

▼ 款冬花 | 体轻，质软，气香，味微苦而辛

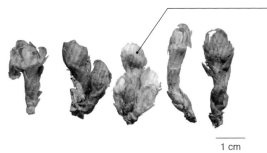

单生或 2 ~ 3 个基部连生，外面被有多数鱼鳞状苞片，外表面紫红色或淡红色

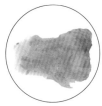

内表面密被白色絮状茸毛

1 cm

▼ 蜜款冬花 | 略带黏性，味甜

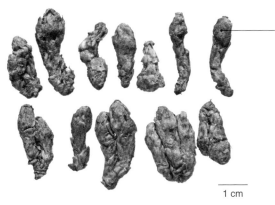

表面呈棕黄色具光泽，略有焦斑

1 cm

《补遗雷公炮制便览》款冬花炮制图 ▶
《雷公炮炙论》："凡采得，须去向里裹花蕊壳，并向里实如粟零壳者，并枝、叶。用以甘草水浸一宿，却，取款冬花、叶相伴裹一夜。临用时，即干晒，去两件伴者叶了用。"

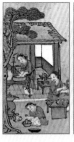
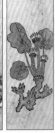

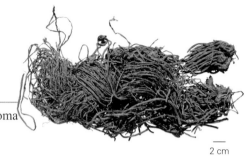

紫菀
Ziwan

学名：Asteris Radix et Rhizoma

—
2 cm

 来　源　菊科植物紫菀 *Aster tataricus* L. f. 的干燥根及根茎。春、秋二季采挖，除去有节的根茎（习称"母根"）和泥沙，编成辫状晒干，或直接晒干。

 性味功效　苦、辛，温。润肺下气，消痰止咳。

饮片比较

	制作方法	功效
紫菀	取原药材，除去杂质，洗净，稍润，切厚片或段，干燥	生品 | 擅于散寒降气祛痰，多用于风寒咳喘，痰饮咳喘，新久咳嗽
蜜紫菀	取炼蜜加沸水适量稀释，淋入紫菀片中拌匀，闷透，置炒制容器内用文火炒至不黏手，取出，放凉。每100公斤紫菀片，用炼蜜25公斤	制品 | 润肺祛痰作用增强，多用于肺虚久咳，痨瘵咳嗽，痰中带血或肺燥咳嗽

评注　自南北朝的《雷公炮炙论》首次记载用蜜浸火焙法炮制紫菀以来，历代文献记载的炮制品均以生紫菀和蜜紫菀为主，临床上亦以生品应用居多。蜜炙后主要增加其润肺作用，多用于阴虚咳嗽。

▼ 紫菀 ┃ 质柔韧，气微香，味甜，微苦

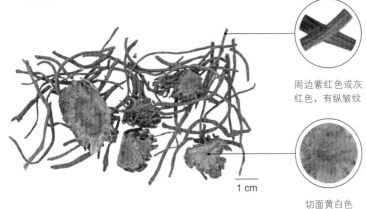

周边紫红色或灰
红色，有纵皱纹

1 cm

切面黄白色

▼ 蜜紫菀 ┃ 质柔软，味甜

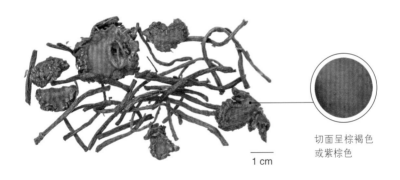

切面呈棕褐色
或紫棕色

1 cm

《补遗雷公炮制便览》紫菀炮制图 ▶
《雷公炮炙论》："采得后，去头、土了，
用东流水淘洗令净，用蜜浸一宿，至明，
于火上焙干用。凡修一两，用蜜二分。"

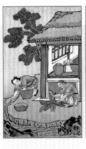
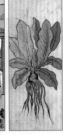

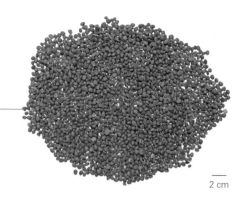

莱菔子

Laifuzi

学名：Raphani Semen

2 cm

 来　源　十字花科植物萝卜 *Raphanus sativus* L. 的干燥成熟种子。夏季果实成熟时采割植株，晒干，搓出种子，除去杂质，再晒干。

 性味功效　辛、甘，平。消食除胀，降气化痰。

 饮片比较

	制作方法	功效
莱菔子	取原药材，除去杂质，洗净，干燥。用时捣碎	**生品** | 长于涌吐风痰，用于痰涎壅盛者
炒莱菔子	取净莱菔子，置炒制容器内，用文火炒至微鼓起，取出，晾凉，用时捣碎	**制品** | 药性缓和，有香气，可避免生莱菔子服后恶心的副作用，并长于消食除胀，降气化痰。常用于食积腹胀，气喘咳嗽

评注

莱菔子生品能生能散，可吐风痰，炒后性降，可消食除胀，降气化痰，与"生升熟降"的炮制理论相合。

莱菔子目前临床上主要用于食积胀满和喘咳痰多，故以炒用为主。炒莱菔子的火候很重要，传统经验要求炒莱菔子的煎液不"浑汤"即要求煎液澄明，只有火候适中才能达到此要求。火候不及其作用与生品无明显差异，且煎液浑浊；火候太过则损耗大，且影响疗效。

▼ 莱菔子 | 有油性，无臭，味淡，微苦、辛

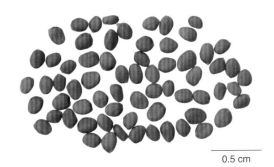

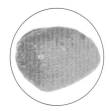

表面黄棕色至红棕
色，一侧有数条纵
沟，一端有深棕色圆
形种脐

▼ 炒莱菔子 | 质酥脆，有香气

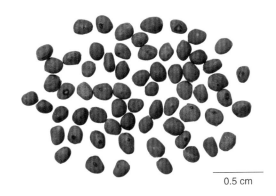

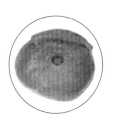

表面微鼓起，颜色加
深，有焦斑，种皮有
些裂片

0.5 cm

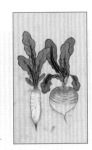

《补遗雷公炮制便览》莱菔图 ▶

菟丝子
Tusizi

学名：Cuscutae Semen

2 cm

来　源　旋花科植物菟丝子 *Cuscuta chinensis* Lam. 的干燥成熟种子。秋季果实成熟时采收植株，晒干，打下种子，除去杂质。

性味功效　甘，温。滋补肝肾，固精缩尿，安胎，明目，止泻。

饮片比较

	制作方法	功效
菟丝子	取原药材，除去杂质，洗净，干燥	生品丨性温，以养肝明目力胜，多用于目暗不明
盐菟丝子	取净菟丝子，加盐水拌匀，闷润至盐水被吸尽，置炒制容器中，文火炒至略鼓起，微有爆裂声，并有香气溢出时，取出，放凉	制品丨不温不寒，平补肝肾，并能增强补肾固涩作用。常用于阳痿，遗精滑泄，胎元不固等

评注　菟丝子古代有多种炮制方法，沿用至今的除盐炙外，还有清炒，水煮后加黄酒制饼。菟丝子质地坚硬，体积细小，不易粉碎，煎出效果很差，且生品与炒品功效基本一致，因此临床上宜考虑用炒品代替生品入药。盐菟丝子和酒菟丝子饼亦可提高煎出效果，但作用则略有区别，盐菟丝子平补阴阳，酒菟丝子则偏于温补脾肾，临床上若为肾之阴阳两虚者，则可选用盐菟丝子，若偏于肾阳虚者可选用酒菟丝子饼。

▼ 菟丝子 | 质坚实，气微，味淡

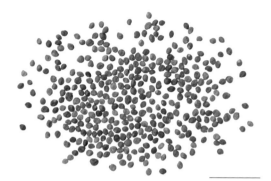

表面灰棕色或黄棕色，具细密突起的小点

0.5 cm

▼ 盐菟丝子 | 略有香气，味微咸

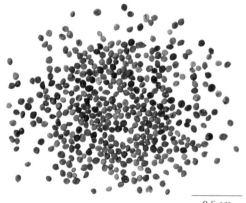

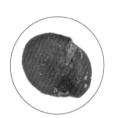

表面黄褐色或棕褐色，裂开

0.5 cm

《补遗雷公炮制便览》菟丝子炮制图 ▶

《雷公炮炙论》："全采得，出粗薄壳了，用苦酒浸二日，漉出，用黄精自然汁浸一宿，至明，微用火煎至干，入臼中，热烧铁杵，一去三千余杵成粉用，苦酒并黄精自然汁与菟丝子相对用之。"。

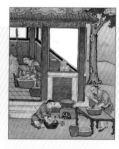

黄芩
Huangqin

学名：Scutellariae Radix

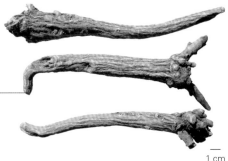

—
1 cm

 来　源　唇形科植物黄芩 *Scutellaria baicalensis* Georgi 的干燥根。春、秋二季采挖，除去须根及泥沙，晒后撞去粗皮，晒干。

 性味功效　苦，寒。清热燥湿，泻火解毒，止血，安胎。

 饮片比较

	制作方法	功效
黄芩片	取原药材，除去杂质，置沸水中煮10分钟，取出，闷透，切薄片，干燥；或蒸半小时，取出，切薄片，干燥(注意避免暴晒)	生品丨清热泻火力强。多用于热病，湿温，黄疸，泻痢和痈疽疗疮
酒黄芩	取黄芩片，加黄酒拌匀，闷润至酒被吸尽后，置炒制容器内，用文火炒至深黄色，取出，放凉。每100公斤黄芩片，用黄酒10公斤	制品丨借酒性升散，引药入血分，并可向上升腾和外行。治疗目赤肿痛，瘀血壅盛，上部积血失血，上焦肺热咳嗽

评注

黄芩药材需短时间煮或蒸后方可切片作为生黄芩使用，因为黄芩中所含的酶在一定温度和湿度下，可酶解黄芩中的主要有效成分黄芩苷，产生葡萄糖醛酸和黄芩素。黄芩素是一种邻位三羟基黄酮，本身不稳定，容易被氧化成绿色的醌类物质，导致疗效下降。黄芩苷的水解与酶的活性有关，经蒸、煮可破坏酶，使其活性消失，从而有利于黄芩苷的保存，且可软化药材，便于切片。

酒黄芩一方面借酒性升散，引药入血分，并可上升和外行；另一方面因酒性大热，可缓黄芩苦寒之性，以免损伤脾阳，导致腹痛。

▼ **黄芩片** | 质脆易断，气微，味苦

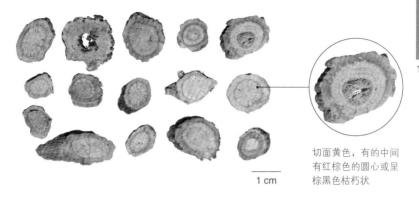

切面黄色，有的中间
有红棕色的圆心或呈
棕黑色枯朽状

1 cm

▼ **酒黄芩** | 略有酒气，味苦

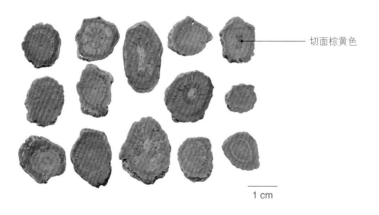

切面棕黄色

1 cm

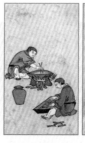
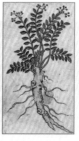

《补遗雷公炮制便览》黄芩炮制图 ▶
《补遗雷公炮制便览》："凡修事去枯
梗，酒炒入肺经。"

黄芪
Huangqi

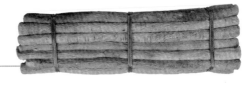

学名：Astragali Radix

1 cm

 来　源　豆科植物蒙古黄芪 *Astragalus membranaceus*（Fisch.）Bge. var. *mongholicus*（Bge.）Hsiao 的干燥根。春、秋二季采挖，除去须根及根头，晒干。

 性味功效　甘，温。补气固表，利尿，托毒、排脓，敛疮生肌。

 饮片比较

	制作方法	功效
黄芪	取原药材，除去杂质，大小分开，洗净，润透，切厚片，干燥	生品丨擅于固表止汗，利水消肿，托毒排脓，多用于卫气不固，自汗时作，体虚感冒，水肿，疮疡难溃等
炙黄芪	取炼蜜加沸水适量稀释，淋入黄芪片中拌匀，闷透，置炒制容器内用文火炒至深黄色，不黏手，取出，放凉。每100公斤黄芪片，用炼蜜25公斤	制品丨益气补中，多用于气虚乏力，食少便溏者

评注　《中国药典》尚收载膜荚黄芪 *Astragalus membranaceus*（Fisch.）Bge. 的干燥根，亦作黄芪药用。

南北朝时期的《雷公炮炙论》中已有用蒸法炮制黄芪的记载，至宋代始有蜜炙法炮制黄芪。传统认为黄芪"与人参同功，气虚者服之最佳"，但其生品固表的作用较强，如玉屏风散，即为生黄芪与白术、防风配伍使用，达到益卫固表，以御外邪的目的。蜜炙后可增强益气补中的作用，如常用的补中益气汤、归脾汤中均选用蜜炙黄芪。

▼ 黄芪 ┃ 气微，味微甜，嚼之微有豆腥味

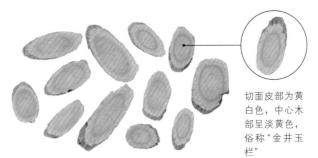

切面皮部为黄白色，中心木部呈淡黄色，俗称"金井玉栏"

周边灰黄色至浅棕褐色，有纵皱

1 cm

▼ 炙黄芪 ┃ 略带黏性，味甜

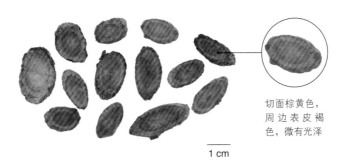

切面棕黄色，周边表皮褐色，微有光泽

1 cm

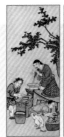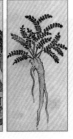

《补遗雷公炮制便览》黄芪炮制图 ▶
《雷公炮炙论》："先须去头上皱皮一重了，蒸半日，出后，用手擘令细，于槐砧上锉用。"

黄柏
Huangbo

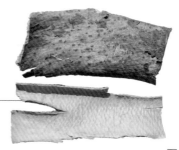

学名：Phellodendri Chinensis Cortex

—
2 cm

 来　源　芸香科植物黄皮树 *Phellodendron chinense* Schneid. 的干燥树皮。习称"川黄柏"。剥取树皮后，除去粗皮，晒干。

 性味功效　苦，寒。清热燥湿，泻火除蒸，解毒疗疮。

 饮片比较

	制作方法	功效
黄柏	取原药材，除去杂质，喷淋清水，润透，切丝，干燥	**生品** | 性寒苦燥而沉，长于清热、燥湿、解毒。多用于热毒疮疡，湿疹，痢疾，黄疸
盐黄柏	取黄柏丝，加盐水拌匀，闷润至盐水被吸尽，置炒制容器中，文火炒干，取出，放凉。每100公斤黄柏丝，用食盐2公斤	**制品** | 苦燥之性缓和，不伤脾胃，长于滋阴降火。用于肾虚火旺，痿痹，带下，骨间疼痛等症
黄柏炭	取黄柏丝，置炒制容器内，用武火炒至表面焦黑色，喷淋少许清水，灭尽火星，取出，晾凉	**制品** | 擅于止血。多用于便血，尿血，崩漏

评注　《本草纲目》中有"黄柏性寒而沉，生用则降实火，熟用则不伤胃，酒制则治上，盐制则治下，蜜制则治中"的记载。

现代研究发现黄柏有广谱抗菌作用，且对乙肝表面抗原也有选择性的抑制作用。另外，黄柏对动物有明显而持久的降压作用。这些作用的主要活性成分为小檗碱，但小檗碱为季铵型生物碱，易溶于水，故净制和切制时要防止其流失。

炒炭后其小檗碱损失殆尽，抗菌作用相应减弱，所以，传统用黄柏炭治疗崩漏，而不用于痢疾是有道理的。

▼ 黄柏 | 体轻，质硬，气微，味甚苦，嚼之有黏性

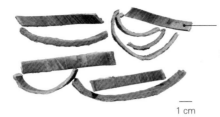

内表面暗黄色或淡棕色，具细密的纵棱纹

切断面鲜黄色，纤维性，呈裂片状分层

▼ 盐黄柏 | 气微，味苦咸

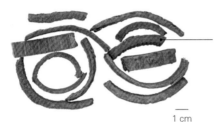

表面深黄色，偶有焦斑

▼ 黄柏炭 | 质轻而脆，味微苦涩

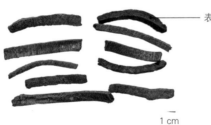

表面焦黑色

内部焦褐色

《补遗雷公炮制便览》黄柏炮制图 ▶
《雷公炮炙论》："凡使，用刀削上粗皮了，用生蜜水浸半日，漉出晒干，用蜜涂，文武火炙令蜜尽为度。凡修事五两，用蜜三两。"

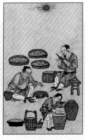

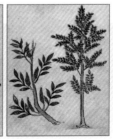

黄连
Huanglian

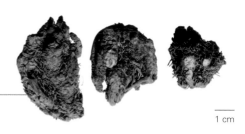

学名：Coptidis Rhizoma

—— 1 cm

 来 源 毛茛科植物黄连 *Coptis chinensis* Franch. 的干燥根茎，习称"味连"。秋季采挖，除去须根及泥沙，干燥，撞去残留须根。

性味功效 苦，寒。清热燥湿，泻火解毒。

饮片比较 黄连、酒黄连、姜黄连、萸黄连

	制作方法	功效
黄连	取原药材，除去杂质，润透后切薄片，晾干	生品∣苦寒之性颇盛，擅清心火，解毒。多用于心火亢盛，烦躁不眠，神昏谵语，以及湿热诸证如湿温，痢疾，热毒疮疡等病证
酒黄连	取净黄连片，加黄酒拌匀，闷润至酒被吸尽后，置炒制容器内，用文火炒干，取出，放凉。每100公斤黄连片，用黄酒12.5公斤	制品∣借酒力引药上行，寒性缓和，擅清头目之火。多用于肝火偏旺，目赤肿疼
姜黄连	取净黄连片，加姜汁拌匀，闷润至姜汁被吸尽后，置炒制容器内，用文火炒干，取出，放凉。每100公斤黄连片，用生姜12.5公斤	制品∣苦寒之性缓和，并增强其止呕作用，擅清胃热

评注 《中国药典》尚收载三角叶黄连 *Coptis deltoidea* C. Y. Cheng et Hsiao 或云连 *Coptis teeta* Wall 的干燥根茎，亦作黄连药用，习称"雅连""云连"。

黄连为治火之主药，其不同炮制品在中医临床上有不同的功效，如清心火用生品，清上焦之火用酒黄连，清胃热止呕用姜黄连，清气分湿热之火用萸黄连，各取所需，扩大了治疗范围，并从临床中得到验证。

现代研究发现，黄连中主含小檗碱，又名黄连素，含量高达5%~8%，有明显抗菌作用，其中对痢疾杆菌、结核杆菌、金黄色葡萄球菌的抗菌作用最强，对流感病毒也有明显的效果。生黄连经酒、姜、吴茱萸炮制后，小檗碱虽然有所下降，但煎药时其溶出率显著增加。

	制作方法	功效
萸黄连	取吴茱萸加适量水煎煮，煎液与净黄连拌匀待液吸尽，置炒制容器内用文火炒干，取出，放凉。每100公斤黄连，用吴茱萸10公斤	制品丨抑制苦寒之性，使其寒而不滞，清气分湿热，散肝胆郁火。多用于肝气犯胃，呕吐吞酸等症

▼ 黄连 丨 质坚硬，气微，味极苦

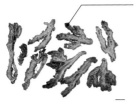

周边粗糙，有细小须根

切面皮部棕色至暗棕色，木部金黄色或橙黄色，髓部红棕色，有时中空

—
2 cm

▼ 酒黄连 丨 质坚硬，略有酒气，味极苦

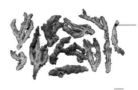

切面木部棕黄色，微带焦斑，周边棕褐色

—
2 cm

▼ 姜黄连 丨 质坚硬，味极苦，有姜的辛辣味

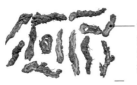

切面木部棕黄色，微带焦斑，周边棕褐色

—
2 cm

▼ 萸黄连 丨 质坚硬，味极苦，有吴茱萸的辛辣味

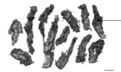

切面木部棕黄色，微带焦斑，周边棕褐色

—
2 cm

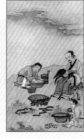
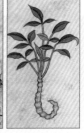

《补遗雷公炮制便览》黄连炮制图 ▶
《雷公炮炙论》："凡使，以布拭上肉毛，然后用浆水浸二伏时，漉出，于柳火中焙干用。"

黄精
Huangjing

学名：Polygonati Rhizoma

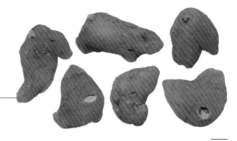

—— 1 cm

 来　源　百合科植物黄精 *Polygonatum sibiricum* Red. 的干燥根茎。春、秋二季采挖，除去须根，洗净，置沸水中略烫或蒸至透心，干燥。

 性味功效　甘，平。补气养阴，健脾，润肺，益肾。

 饮片比较

	制作方法	功效
黄精	取原药材，除去杂质，洗净，略润，切厚片，干燥	**生品** ｜ 有刺人咽喉的副作用，故少用
酒黄精	取净黄精，用黄酒拌匀，置密闭容器内，蒸汽加热，至酒被吸尽；或置蒸制容器内，蒸至内外滋润，色黑，取出，晒至外皮稍干时，切厚片，干燥。每100公斤黄精，用黄酒20公斤	**制品** ｜ 蒸制后能增强补气养阴，健脾润肺作用，酒制使其滋而不腻，更好地发挥补肾益血作用。多用于肾虚精亏，头晕目眩等

评注　《中国药典》尚收载滇黄精 *Polygonatum kingianum* Coll. et Hemsl. 或多花黄精 *Polygonatum cyrtonema* Hua 的干燥根茎，亦作黄精药用。

黄精，又称神仙百岁草，顾名思义服用后可以令人长寿，身体强壮，其含有多种多糖、氨基酸、黏液质，自古以来即为药食兼用之佳品。

传统上黄精需九蒸九晒后入药，因其生品对人咽喉有刺激性，蒸制后可除去麻味，又因本品味甘质润，多服久服妨碍脾胃运化，酒制使其滋而不腻，更好地发挥补肾益血作用。

▼ 黄精 | 质硬而韧，气微，味甜，嚼之有黏性

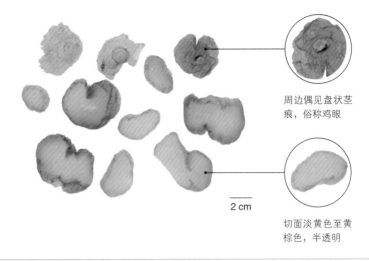

周边偶见盘状茎痕，俗称鸡眼

切面淡黄色至黄棕色，半透明

2 cm

▼ 酒黄精 | 质柔软，味甜，微有酒气

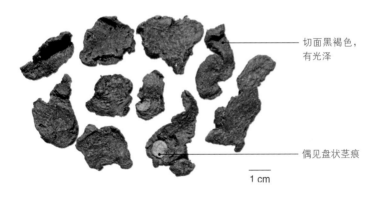

切面黑褐色，有光泽

偶见盘状茎痕

1 cm

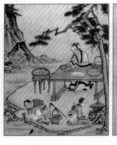
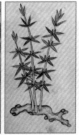

《补遗雷公炮制便览》黄精炮制图 ▶
《雷公炮炙论》："凡采得，以溪水洗净后，蒸，从巳至子，刀薄切，曝干用。"

当归
Danggui

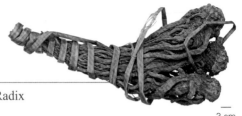

3 cm

学名：Angelicae Sinensis Radix

 来　源　伞形科植物当归 *Angelica sinensis*（Oliv.）Diels 的干燥根。秋末采挖，除去须根及泥沙，待水分稍蒸发后，捆成小把，上棚，用烟火慢慢熏干。

 性味功效　甘、辛，温。补血活血，调经止痛，润肠通便。

 饮片比较

	制作方法	功效
当归	取原药材，除去杂质，洗净，润透，切薄片，晒干或低温干燥	生品｜质润，长于补血，调经，润肠通便。用于血虚体亏，面色无华，神疲体倦，妊娠冲任血虚，腹中疼痛，或气血凝滞，少腹疼痛，产后恶露不尽，心腹作痛，血虚便秘等证
酒当归	取当归片，加黄酒拌匀，闷润至酒被吸尽后，置炒制容器中，用文火炒至深黄色，取出，放凉。每100公斤当归片，用黄酒10公斤	制品｜增强活血补血调经的作用。用于血瘀经闭，痛经，月经不调，及风湿痹痛等证

评注　当归的炮制品种较多，生当归的头、身、尾可分别入药，传统认为"头止血上行，梢破血下行，身养血而中守，全活血而不定"。

当归酒炙，取其散性，增强活血散瘀之功；当归用灶心土炒后，可补血免致滑肠；当归炒炭后辛烈之性缓和，而功专于止血，和血。

▼ 当归 Ⅰ 质柔韧，香气浓郁

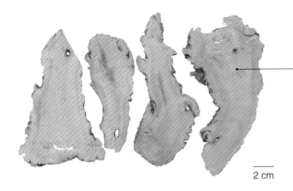

切面白色或淡黄棕色，有多数棕色油点

2 cm

▼ 酒当归 Ⅰ 质韧，略有酒香气

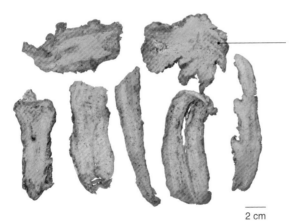

切面深黄色，偶见焦斑

2 cm

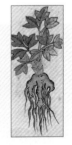

《补遗雷公炮制便览》当归图 ▶
《雷公炮炙论》："凡使，先去尘并头尖硬处一分已来，酒浸一宿。若要破血，即使头一节硬实处。若要止痛止血，即用尾。若一时用，不如不使，服食无效，单使妙也。"

补骨脂

Buguzhi

学名：Psoraleae Fructus

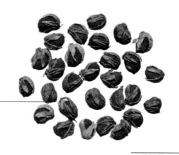

0.5 cm

 来　　源　豆科植物补骨脂 *Psoralea corylifolia* L. 的干燥成熟果实。秋季果实成熟时采收果序，晒干，搓出果实，除去杂质。

 性味功效　辛、苦，温。温肾助阳，纳气，止泻。

 饮片比较

	制作方法	功效
补骨脂	取原药材，除去杂质	生品｜辛热而燥，温肾助阳作用强，长于温补脾肾，止泻痢。多用于脾肾阳虚，五更泄泻；外用治银屑病、白癜风
盐补骨脂	取净补骨脂，用盐水拌匀，闷润至盐水被吸尽，置炒制容器中，用文火炒至微鼓起，取出，放凉。每100公斤补骨脂，用食盐2公斤	制品｜辛窜温燥之性缓和，避免伤阴，并引药入肾，增强补肾纳气的作用。多用于阳痿，肾虚腰痛，滑精，遗尿，尿频，肾虚哮喘等

评注

生补骨脂辛热走窜，服用时间稍长，有些患者可出现口干、舌燥、咽痛等伤阴现象，且对胃还有一定刺激性，故临床上补骨脂内服基本上是制品。盐制后挥发油含量降低，缓和了辛燥之性，还可提高补骨脂素等活性成分的煎出率。

药理实验表明，过量的补骨脂对动物的肾脏有一定的损伤，但临床上按照传统的使用方法和用量都是安全的，且传统炮制法中的酒制品对动物的肾毒性最低，值得进一步研究。

▼ 补骨脂 | 质硬，气香，味辛、微苦

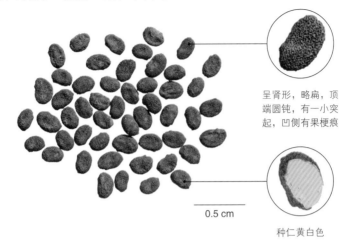

呈肾形，略扁，顶
端圆钝，有一小突
起，凹侧有果梗痕

种仁黄白色

0.5 cm

▼ 盐补骨脂 | 气香，略有咸味

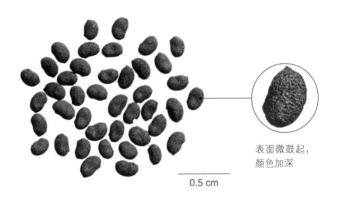

表面微鼓起，
颜色加深

0.5 cm

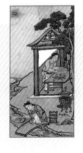

《补遗雷公炮制便览》补骨脂炮制图 ▶
《雷公炮炙论》记载："凡使，性本大
燥，毒，用酒浸一宿后，漉出，却用东
流水浸三日夜，却，蒸从巳至申，出，
日干用。"

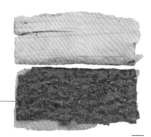

椿皮
Chunpi

学名：Ailanthi Cortex

—— 2 cm

 来　源　苦木科植物臭椿 *Ailanthus altissima*（Mill.）Swingle 的干燥根皮或干皮。全年均可剥取，晒干，或刮去粗皮晒干。

 性味功效　苦、涩，寒。清热燥湿，收涩止带，止泻，止血。

 饮片比较

	制作方法	功效
椿皮	取原药材，除去杂质，洗净，润透，切丝或段，干燥	**生品**｜具清热燥湿，收涩止带，止泻，止血的功能。用于赤白带下，湿热泻痢，久泻久痢，便血，崩漏
麸炒椿皮	将麦麸撒入热锅内，中火加热，待冒烟时加入净椿皮丝，炒至表面微黄色，取出，筛去麦麸，放凉。每100公斤椿皮丝，用麦麸10公斤	**制品**｜苦寒之性降低，并能矫臭。功效与椿皮相同

评注　椿皮为苦木科植物臭椿的干燥根皮或干皮，具有特殊臭气。将椿皮与麦麸同炒后可有效降低此种臭气。

古时称臭椿皮为樗白皮，香椿皮为椿皮。目前仅在四川、贵州等地以楝科植物香椿的干皮和根皮入药用，其他大部分地区多用臭椿皮。

▼ 椿皮 | 质硬而脆，气微，味苦

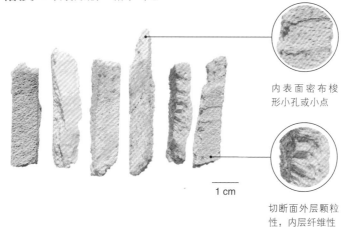

内表面密布梭形小孔或小点

切断面外层颗粒性，内层纤维性

1 cm

▼ 麸炒椿皮 | 质脆，微具香气，味苦

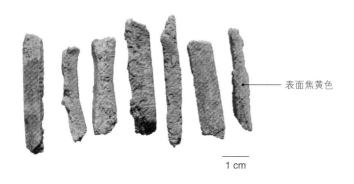

表面焦黄色

1 cm

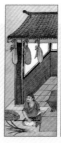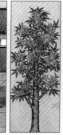

《补遗雷公炮制便览》椿木叶炮制图 ▶
《雷公炮炙论》："凡使(椿)根，采出；拌生葱，蒸半日，出生葱，细锉，用袋盛挂屋南畔，阴干用。"

葶苈子

Tinglizi

学名：Descurainiae Semen Lepidii Semen

2 cm

 来　源　十字花科植物播娘蒿 *Descurainia sophia*（L.）Webb. ex Prantl. 的干燥成熟种子，习称"南葶苈子"。夏季果实成熟时采割植株，晒干，搓出种子，除去杂质。

 性味功效　辛、苦，大寒。泻肺平喘，行水消肿。

 饮片比较

	制作方法	功效
葶苈子	取原药材，除去杂质及灰屑	**生品丨**力速而较猛，降泻肺气的作用较强，长于利水消肿，常用于胸水、水肿之证
炒葶苈子	取净葶苈子，置炒制容器内，用文火炒至有爆声，并有香气逸出时，取出晾凉	**制品丨**药性缓和，可用于实中夹虚的患者，常用于痰饮喘咳，肺痈，腹水胀满等

评注　《中国药典》尚收载独行菜 *Lepidium apetalum* Willd. 的干燥成熟种子，亦作葶苈子药用，习称"北葶苈子"。

葶苈子的炮制历史悠久，汉代《金匮玉函经》中已有"熬黄黑色"记载，此后炒法就成了历代炮制的主流方法。

生葶苈子药性大寒，作用较猛，易伤正气，炒后可使药性缓和。现代研究发现葶苈子含芥子苷、脂肪油等成分，炒后可杀酶保苷，使苷煎出率升高，减少有刺激性的芥子油含量。

▼ **葶苈子** | 气微，味微辛辣，黏性较强

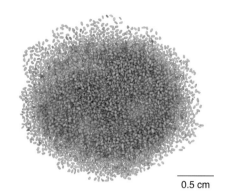

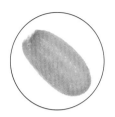

具纵沟二条，其中一条较明显，一端平截，另端略尖而微凹，凹入处具类白色种脐

<hr />

▼ **炒葶苈子** | 微有香气，无黏性

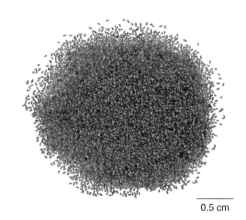

0.5 cm

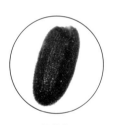

深棕色

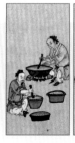

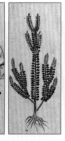

《补遗雷公炮制便览》葶苈子炮制图 ▶
《雷公炮炙论》："凡使，以糯米相合，于焙上微微焙，待米熟，去米，单捣用。"

槐角
Huaijiao

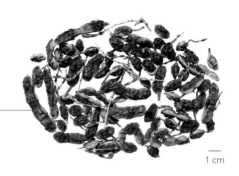

学名：Sophorae Fructus

—
1 cm

 来　源　豆科植物槐 *Sophora japonica* L. 的干燥成熟果实。冬季采收，除去杂质，干燥。

 性味功效　苦，寒。清热泻火，凉血止血。

 饮片比较

	制作方法	功效
槐角	取原药材，除去杂质	**生品｜**清热凉血力较强。用于血热妄行之出血证，肝火目赤，肝热头痛、眩晕，阴疮湿痒；亦用于肠热便血和痔肿出血
蜜槐角	取净槐角，置炒制容器内，用文火炒至鼓起，再用炼蜜加适量沸水稀释，喷洒均匀，继续炒至外皮光亮，不黏手，取出，晾凉。每100公斤槐角，用炼蜜5公斤	**制品｜**苦寒之性减弱，并有润肠作用。用于便血、痔血，尤其适用于脾胃不健或兼有便秘的患者

评注　槐角和槐花一样，均来源于豆科植物槐，因此也有一定清热泻火，凉血止血的作用。生槐角主要用于大肠火盛，湿热瘀结引起的痔疮出血，肠风下血、血痢等，亦有用于肝火目赤者，取其苦能燥湿，寒能清热凉血，苦寒相合，使实热下泄。蜜炙法为近代出现的一种可取的炮制方法，因痔疮患者相当多兼有便秘现象，故蜜制槐角一可缓和苦寒之性，免伤脾气；二是蜂蜜滋润，蜜槐角在凉血消痔的同时兼能润肠通便，减轻患者大便时的痛苦。

▼ 槐角 | 质柔润，果肉气微，味苦，种子嚼之有豆腥气

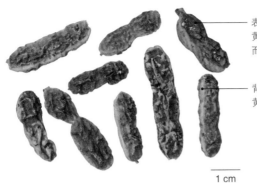

表面黄绿色或黄褐色，皱缩而粗糙

背缝线一侧呈黄色

种子肾形，表面光滑，棕黑色

1 cm

▼ 蜜槐角 | 略带黏性，味甜

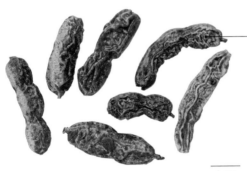

表面黄棕色至棕褐色，微有光泽

1 cm

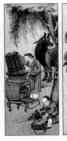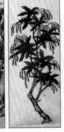

《补遗雷公炮制便览》槐角炮制图 ▶
《雷公炮炙论》："凡使，用铜锤捶之，
令破，用乌牛乳浸一宿，蒸过用良。"

槐花
Huaihua

学名：Sophorae Flos

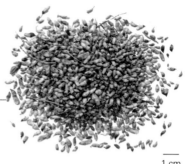

—— 1 cm

 来　源　豆科植物槐 *Sophora japonica* L. 的干燥花及花蕾。夏季花开放或花蕾形成时采收，及时干燥，除去枝、梗及杂质。前者习称槐花，后者习称槐米。

性味功效　苦，微寒。凉血止血，清肝泻火。

饮片比较

	制作方法	功效
槐花	取原药材，除去杂质及灰屑	**生品** ┃ 长于清肝泻火，清热凉血。多用于血热妄行，肝热目赤，头痛眩晕
炒槐花	取净槐花，置炒制容器内，用文火炒至表面深黄色，取出，晾凉	**制品** ┃ 寒性缓和，不致伤中且有利于有效成分的保存，多用于脾胃虚弱的出血患者
槐花炭	取净槐花，置炒制容器内，用中火炒至表面焦褐色，喷淋少许清水，灭尽火星，取出，晾凉	**制品** ┃ 清热凉血作用极弱，具涩性，以止血力胜。多用于咯血、衄血、便血、痔血、崩漏下血等

评注

五月槐花香，中国不少地区有蒸食槐花习惯，其实槐花不但可食，也是一味良药。槐花性凉味苦，生槐花有很好的清热凉血，清肝泻火的作用，随着炒制的程度不断加深，清热凉血作用减弱，而止血的作用增强。

现代研究发现，槐花炒后止血作用增强，和鞣质含量增加有一定的关系，随着炒制温度的升高，槐花中的鞣质含量也不断升高，但当达到200℃左右时，鞣质也会被破坏分解，因此无论是大生产还是小规模操作，都要注意炮制温度。

▼ 槐米 | 体轻，手捻即碎，气微，味微苦涩

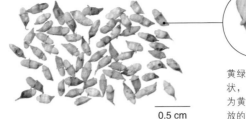

黄绿色花萼钟
状，萼的上方
为黄白色未开
放的花瓣

0.5 cm

▼ 炒槐米 | 气焦香，易破碎

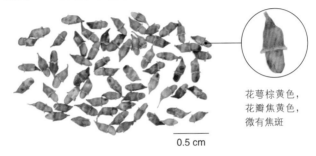

花萼棕黄色，
花瓣焦黄色，
微有焦斑

0.5 cm

▼ 槐米炭 | 气焦香，质轻脆易碎

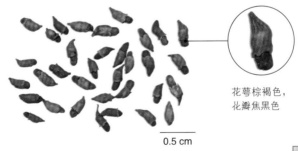

花萼棕褐色，
化瓣焦黑色

0.5 cm

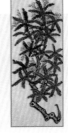

《补遗雷公炮制便览》槐花图 ▶

蒲黄
Puhuang

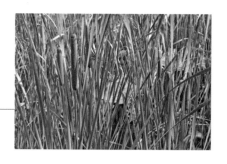

学名：Typhae Pollen

 来　源　香蒲科植物水烛香蒲 *Typha angustifolia* L. 的干燥花粉。夏季采收蒲棒上部的黄色雄花序，晒干后碾轧，筛取花粉。

 性味功效　甘，平。止血，化瘀，通淋。

 饮片比较

	制作方法	功效
蒲黄	取原药材，揉碎结块，除去杂质，过筛	**生品** ｜ 性滑，以行血化瘀，利尿通淋力胜。多用于瘀血阻滞的心腹疼痛，痛经，产后瘀痛，跌扑损伤，血淋涩痛
蒲黄炭	取蒲黄，置炒制容器中，用中火炒至棕褐色，喷淋少许清水，取出，晾凉	**制品** ｜ 性涩，止血作用增强。常用于咯血，吐血，衄血，尿血，便血，崩漏及外伤出血

评注　《中国药典》尚收载东方香蒲 *Typha orientalis* Presl 或同属植物的干燥花粉，亦作蒲黄药用。

蒲黄为花粉类药物，质轻，呈粉末状，炒制时火力不可过大，火力稍大或翻炒不及时，即产生火星，引起燃烧，达不到"炒炭存性"的要求，造成药材浪费。

出锅后应摊凉散热，防止复燃，检查确已凉透，方能收贮。如炒制过程喷水较多，则须晾干，以免发霉。

▼ 蒲黄 ┃ 体轻，手捻有滑腻感，易附着手指上，气微，味淡

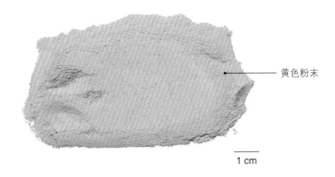

黄色粉末

1 cm

▼ 蒲黄炭 ┃ 无滑腻感，味涩

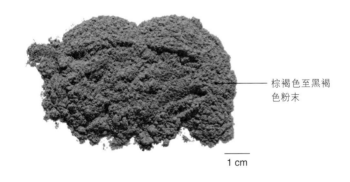

棕褐色至黑褐
色粉末

1 cm

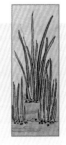

《补遗雷公炮制便览》香蒲图 ▶
《雷公炮炙论》："凡欲使蒲黄，须隔三
重纸焙令色黄，蒸半日，却，焙令干，
用之妙。"

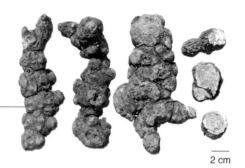

2 cm

苍术

Cangzhu

学名：Atractylodis Rhizoma

 来　源　菊科植物茅苍术 Atractylodes lancea（Thunb.）DC. 的干燥根茎。春、秋二季采挖，除去泥沙，晒干，撞去须根。

 性味功效　辛、苦，温。燥湿健脾，祛风散寒，明目。

 饮片比较

	制作方法	功效
苍术	取原药材，除去杂质，洗净，润透，切厚片，干燥	生品｜温燥而辛烈，燥湿，祛风，散寒力强。用于风湿痹通，肌肤麻木不仁，脚膝疼痛，风寒感冒，肢体疼痛，湿温发热，肢节酸痛等证
麸炒苍术	将麦麸撒入热锅内，中火加热，待冒烟时加入苍术片，炒至表面深黄色，取出，筛去麦麸，放凉。每100公斤苍术片，用麦麸10公斤	制品｜辛味减弱，燥性缓和，气变芳香，增强了健脾和胃的作用。用于脾胃不和，痰饮停滞，脘腹痞满，青盲，雀目等证

评注　《中国药典》尚收载北苍术 Atractylodes chinensis（DC.）Koidz. 的干燥根茎，亦作苍术药用。

苍术中富含挥发油，切面暴露稍久，挥发油就会析出形成白色毛状晶体，即传统所说的"起霜"。可以利用加热和麦麸的吸附作用，降低挥发油的含量，从而缓和燥性，并能增强健脾和胃的作用。

除了用麸炒法炮制苍术，还可用米泔水浸炒法、炒焦法炮制苍术，都可达到缓和燥性的目的。

▼ **苍术** | 质坚实，气香特异，味微甘、辛、苦

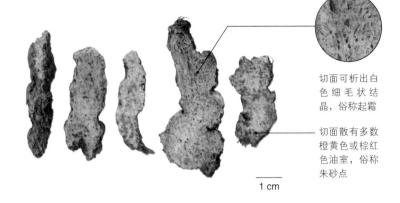

切面可析出白色细毛状结晶，俗称起霜

切面散有多数橙黄色或棕红色油室，俗称朱砂点

1 cm

▼ **麸炒苍术** | 香气减弱，味微甘、辛、苦

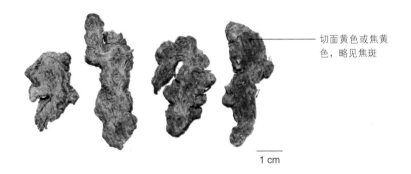

切面黄色或焦黄色，略见焦斑

1 cm

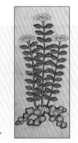

《补遗雷公炮制便览》苍术图 ▶

苍耳子

Cang'erzi

学名：Xanthii Fructus

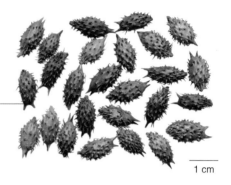

1 cm

 来源 菊科植物苍耳 *Xanthium sibiricum* Patr. 的干燥成熟带总苞的果实。秋季果实成熟时采收，干燥，除去梗、叶等杂质。

性味功效 辛、苦，温；有毒。散风除湿，通鼻窍。

 饮片比较

	制作方法	功效
苍耳子	取原药材、除去杂质	**生品** | 以消风止痒力强。常用于皮肤痒疹，疥癣及其他皮肤病
炒苍耳子	取净苍耳子，置炒制容器内，用中火炒至黄褐色刺焦时取出，晾凉，碾去刺，筛净	**制品** | 毒性降低，长于通鼻窍，祛湿止痛。用于鼻渊，风湿痹痛，外感头痛

评注 苍耳子在临床应用上，外用宜生用，虽然炒后效果不如生品，但因生品对胃的刺激性较强，故内服一般都炒用。

古代认为苍耳刺有小毒，不宜服用，炮制上需去刺。现代炮制也要求去刺，主要是从方便调剂出发，而多数学者认为苍耳子的毒性主要与其所含的毒性蛋白有关，通过加热可使毒蛋白变性失活，达到减毒的目的。

▼ 苍耳子 | 气微，味微苦

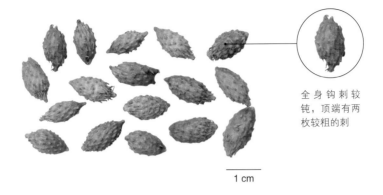

全身钩刺较
钝，顶端有两
枚较粗的刺

1 cm

▼ 炒苍耳子 | 具香气，味微苦

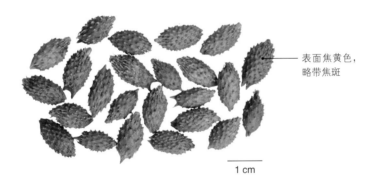

表面焦黄色，
略带焦斑

1 cm

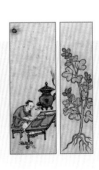

《补遗雷公炮制便览》苍耳子炮制图 ▶
《雷公炮炙论》记载："凡采得，去心，
取黄精，用竹刀细切，拌之，同蒸，
从巳至亥，去黄精，取出，阴干用。"

远志

Yuanzhi

学名：Polygalae Radix

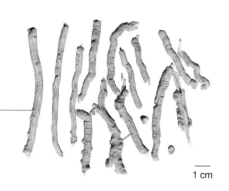

1 cm

 来　源　远志科植物远志 *Polygala tenuifolia* Willd. 的干燥根。春、秋二季采挖，除去须根及泥沙，晒干。

 性味功效　苦、辛，温。安神益智，祛痰，消肿。

 饮片比较

	制作方法	功效
远志	取原药材，除去杂质，略洗，润透，除去木心，切段，干燥	生品丨多外用，以消肿为主，用于痈疽疮毒，乳房肿痛
制远志	取甘草，加适量水煎汤，去渣，加入净远志，用文火煮至汤吸尽，取出，干燥。每100公斤远志，用甘草6公斤	制品丨以安神益智为主，用于心悸，失眠，健忘，精神不安等证

评注　《中国药典》尚收载卵叶远志 *Polygala sibirica* L. 的干燥根，亦作远志药用。

远志净制时，需去除木质心，传统认为"如不去心，令人烦闷"。现代研究发现，远志根皮中有效成分皂苷的含量是远志心的25倍。

生远志有麻嘴刺喉的副作用，即传统说的"戟人喉咙"，故一般不内服，甘草水制后，既可消除刺喉麻感，又可缓和其苦燥之性，达到安神益智的目的。

▼ 远志 ┃ 质硬而脆，易折断，气微，味苦、微辛，嚼之有刺喉感

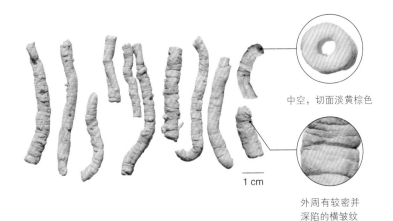

中空，切面淡黄棕色

外周有较密并
深陷的横皱纹

1 cm

▼ 制远志 ┃ 气微，味微甘

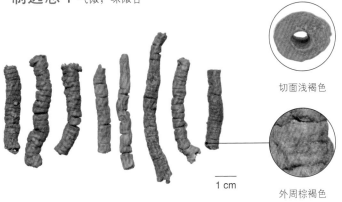

切面浅褐色

外周棕褐色

1 cm

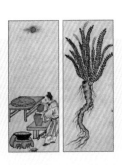

《补遗雷公炮制便览》远志炮制图 ▶
《雷公炮炙论》："凡使，先须去心，若
不去心，服之令人闷。去心了，用熟
甘草汤浸一宿，漉出，曝干，用之也。"

酸枣仁
Suanzaoren

学名：Ziziphi Spinosae Semen

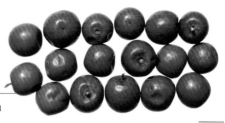

1 cm

 来　源　鼠李科植物酸枣 *Ziziphus jujuba* Mill. var. *spinosa*（Bunge.）Hu. ex H. F. Chou的干燥成熟种子。秋末冬初采收成熟果实，除去果肉和果壳，收集种子，晒干。

 性味功效　甘、酸，平。补肝，宁心，敛汗，生津。

 饮片比较

	制作方法	功效
酸枣仁	取原药材，除去残留核壳。用时捣碎	**生品丨**性平，宜入清剂，具有养心安神，滋补肝肾的作用，用于心阴不足或肝肾亏损及肝胆虚热所致的失眠，惊悸，眩晕，耳鸣，目暗不明等
炒酸枣仁	取净酸枣仁，置炒制容器内，用文火炒至外皮鼓起，有爆裂声，色微变深，取出，晾凉。用时捣碎	**制品丨**性偏温补，宜入温剂，长于养心敛汗。用于气血不足的惊悸健忘，盗汗、自汗，胆虚不眠等

评注　生酸枣仁与炒酸枣仁均有宁心安神作用。但在温剂中用炒枣仁，在清剂中用生枣仁较合理。对肝胆虚热引起的惊悸不安、失眠等症，应选用生酸枣仁；对肝胆不足，以及心脾两虚所致的惊悸、失眠，同时兼有脾胃虚弱等患者，宜选用炒枣仁。

古代记载酸枣仁炮制作用的文献多认为"熟用治失眠"，对炒制火候与疗效关系也有论述，如"炒研用，炒久则油枯不香，碎则气味俱失，便难见功"。

▼ 酸枣仁 | 富油性，气微，味淡

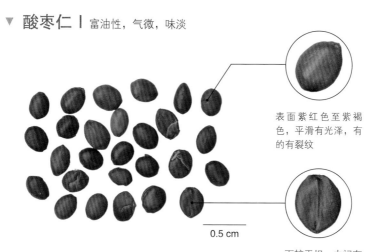

表面紫红色至紫褐色，平滑有光泽，有的有裂纹

一面较平坦，中间有1条隆起的纵纹线

0.5 cm

▼ 炒酸枣仁 | 质较酥脆，微有香气

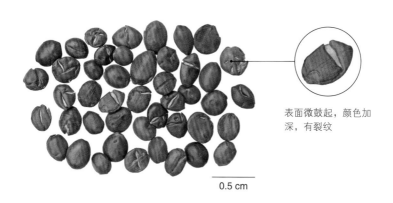

表面微鼓起，颜色加深，有裂纹

0.5 cm

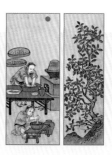

《补遗雷公炮制便览》酸枣仁炮制图 ▶
《雷公炮炙论》记载："凡使，采得晒干，取叶重拌酸枣仁，蒸半日，了，去尖、皮，了，任研用。"

蒺藜

Jili

学名：Tribuli Fructus

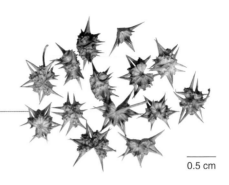

0.5 cm

 来　源　蒺藜科植物蒺藜 *Tribulus terrestris* L.的干燥成熟果实。秋季
果实成熟时采割植株，晒干，打下果实，除去杂质。

 性味功效　辛、苦，微温；有小毒。平肝解郁，活血祛风，明目，止痒。

 饮片比较

	制作方法	功效
蒺藜	取原药材，除去杂质	**生品**｜味辛，其性开散，能散肝经风邪。常用于风热瘙痒，风热目赤，白癜风等
炒蒺藜	取净蒺藜，置炒制容器内，用文火炒至微黄色，取出，放凉	**制品**｜辛散之性减弱，长于平肝潜阳，开郁散结。多用于肝阳头痛、眩晕，肝郁胸胁疼痛，乳汁不通；亦用于肾虚风热的目赤昏暗

评注　蒺藜的炮制历史悠久，南北朝的《雷公炮炙论》载有酒制的方法，酒制后辛散之性增强，从而增强其祛风的作用；炒法始现于唐朝，炒后可缓和辛散之性并易去刺，使其作用偏向于平肝潜阳，开郁散结。

清朝还出现了盐制法，认为盐能引药下行，增强补肝肾的作用，但蒺藜本非补肝肾之品，有人认为历史上沙苑蒺藜曾和蒺藜混用，而沙苑蒺藜为补肾之品，因此蒺藜盐制可能为沙苑蒺藜炮制法之误。

▼ 蒺藜 ┃ 质坚硬，气微，味苦、辛

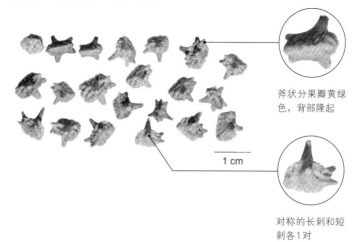

斧状分果瓣黄绿
色，背部隆起

1 cm

对称的长刺和短
刺各1对

▼ 炒蒺藜 ┃ 有香气，味微苦

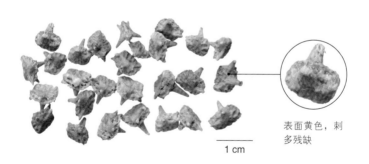

表面黄色，刺
多残缺

1 cm

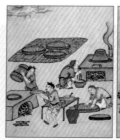
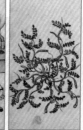

《补遗雷公炮制便览》蒺藜炮制图 ▶
《雷公炮炙论》："凡使，采得后，净拣，
择了，蒸，从午至酉，出，日干。于
木臼中舂，令皮上刺尽，用酒拌再蒸，
从午至酉，出，日干用。"

豨莶草
Xixiancao

学名：Siegesbeckiae Herba

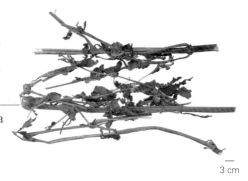

—
3 cm

 来　源　菊科植物豨莶 *Siegesbeckia orientalis* L. 的干燥地上部分。夏、秋二季花开前及花期均可采割，除去杂质，晒干。

 性味功效　辛、苦，寒。祛风湿，利关节，解毒。

 饮片比较

	制作方法	功效
豨莶草	取原药材，除去杂质，洗净，稍润，切段，干燥	**生品 |** 善于清肝热，解毒邪，多用于痈肿疔疮，风疹，湿疹，风湿热痹，湿热黄疸
酒豨莶草	取净豨莶草段，用黄酒拌匀，闷润至透，置蒸药器具内，加热蒸透呈黑色，取出干燥。每100公斤豨莶草，用黄酒20公斤	**制品 |** 以祛风湿，强筋骨力强，多用于风湿痹痛，中风偏瘫，头痛眩晕，腰膝酸软无力等

评注　《中国药典》尚收载腺梗豨莶 *Siegesbeckia pubescens* Makino 或毛梗豨莶 *Siegesbeckia glabrescens* Makino 的干燥地上部分，亦作豨莶草药用。

豨莶草始载于唐代的《新修本草》，主要是用生品治疗虫蛇咬伤，痈肿疔疮等。自宋代起，陆续发现其可用于四肢麻痹，肝肾亏虚之偏瘫，肝肾不足之头痛眩晕等，但均需"久蒸久晒"，以蒸黑为度。有些文献更强调要"九蒸九晒"，如用于治疗骨刺的豨莶丸。

▼ **豨莶草** | 气微，味微苦

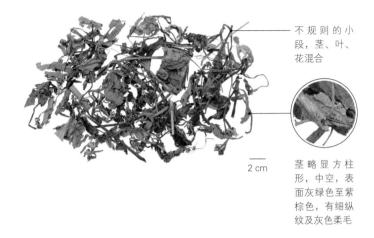

不规则的小段，茎、叶、花混合

2 cm

茎略显方柱形，中空，表面灰绿色至紫棕色，有细纵纹及灰色柔毛

▼ **酒豨莶草** | 微有酒气，味微苦

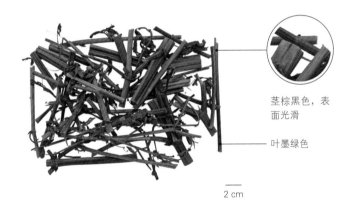

茎棕黑色，表面光滑

叶墨绿色

2 cm

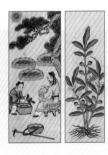

《补遗雷公炮制便览》豨莶草炮制图 ▶

泽泻
Zexie

学名：Alismatis Rhizoma

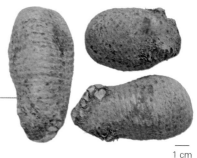

1 cm

 来　源　泽泻科植物泽泻 *Alisma orientalis*（Sam.）Juzep. 的干燥块茎。冬季茎叶开始枯萎时采挖，洗净，干燥，除去须根及根皮。

 性味功效　甘，寒。利小便，清湿热。

 饮片比较

	制作方法	功效
泽泻	取原药材，除去杂质，大小个分开，稍浸，洗净，润透，切厚片，干燥	**生品**｜以利水渗湿为主，用于小便不利，水肿，泄泻，淋浊，湿热黄疸，湿热带下，痰饮等证
盐泽泻	取净泽泻片，加盐水拌匀，闷润至盐水被吸尽，置炒制容器中，文火炒干，取出，放凉。每100公斤泽泻片，用食盐2公斤	**制品**｜盐炙能引药下行，滋阴、泄热、利尿的作用较强，并且利尿而不伤阴，用于小便淋涩，遗精淋漓，腰部重痛等证

评注

泽泻之功，长于行水，着名的利湿方剂五苓散即重用泽泻，但正因其利水力强，则有伤阴之可能。故炮制上利用盐水炙，从而引药下行，增强泄热滋阴的作用，达到利尿而不伤阴的目的。

临床上还有用到麸炒泽泻，麸炒后寒性缓和，以渗湿和脾，降浊以升清为主。用于脾湿泄泻，痰湿眩晕等证。

▼ **泽泻** | 质坚实，气微，味微苦

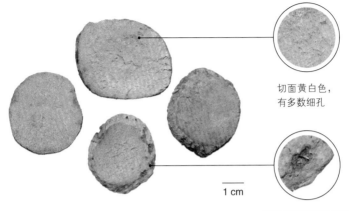

切面黄白色，
有多数细孔

周边有不规则的横向
环状浅沟纹及细小突
起的须根痕

1 cm

▼ **盐泽泻** | 气微，味微咸

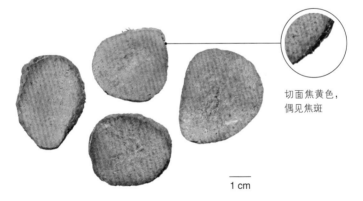

切面焦黄色，
偶见焦斑

1 cm

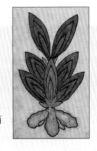

《补遗雷公炮制便览》泽泻图 ▶
《雷公炮炙论》："不计多少，细锉，酒
浸一宿，漉出，曝干，任用也。"

灯心草
Dengxincao

学名：Junci Medulla

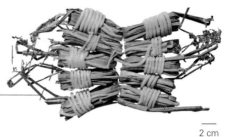

2 cm

 来　源　灯心草科植物灯心草 *Juncus effusus* L. 的干燥茎髓。夏末至秋季割取茎，晒干，取出茎髓，理直，扎成小把。

 性味功效　甘、淡，微寒。清心火，利小便。

饮片比较

	制作方法	功效
灯心草	取原药材，除去杂质，剪段	**生品**｜擅于利水通淋。多用于热淋，黄疸，水肿
灯心炭	将净灯心草，置煅锅内，密封，用武火焖煅至透，放凉，取出	**制品**｜专用于清热敛疮，多作外用。治疗咽痹、乳蛾、阴疳

评注　灯心草主要含木犀草素、纤维等成分。药效学实验证实，灯心炭能有效缩短出血和凝血时间。

除煅炭法，灯心草还可采用朱砂拌衣的方法炮制，其擅于降火安神。

▼ 灯心草 | 体轻，质软，略有弹性，气微，无味

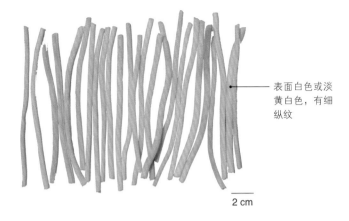

表面白色或淡
黄白色，有细
纵纹

2 cm

▼ 灯心炭 | 质轻松，易碎，无臭，无味

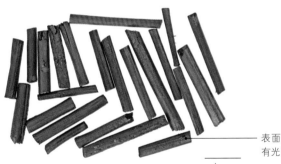

表面炭黑色，
有光泽

1 cm

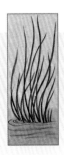

《补遗雷公炮制便览》灯心草图 ▶

薏苡仁
Yiyiren

学名：Coicis Semen

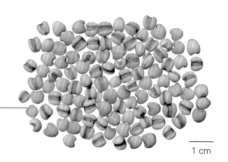

1 cm

 来　源　禾本科植物薏苡 *Coix lacryma-jobi* L. var. *ma-yuen* （Roman.）Stapf. 的干燥成熟种仁。秋季果实成熟时采割植株，晒干，打下果实，再晒干，除去外壳、黄褐色种皮及杂质，收集种仁。

 性味功效　甘、淡，凉。健脾渗湿，除痹止泻，清热排脓。

 饮片比较

	制作方法	功效
薏苡仁	取原药材，除去杂质	生品 | 性偏寒凉，长于利水渗湿，清热排脓，除痹，用于小便不利，肺痈，风湿痹痛，筋脉挛急及湿温病在气分
麸炒薏苡仁	取麦麸，撒在热锅中，加热至冒烟时，加入薏苡仁，迅速翻动，用中火炒至表面呈微黄色，取出，筛去麦麸，放凉。每100公斤薏苡仁，用麦麸10公斤	制品 | 性偏平和长于健脾止泻，常用于脾虚泄泻

评注　薏苡仁具有很好的除痹证、治湿温的作用，据《后汉书》记载，东汉时马援征交趾时即用此物防瘴气。临床上，薏苡仁以生用为主，但其作用较弱，故用量常较大，麸炒后仅用于健脾。

薏苡仁还有很高的食疗价值，由于富含多种营养物质，被誉为"生命健康之禾"，近年还发现有很好的防癌效果。

临床上常用的还有清炒薏苡仁。

▼ 薏苡仁 | 质坚实，粉性。气微，味微甜

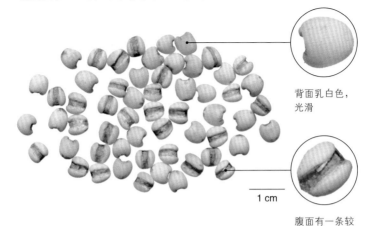

背面乳白色，
光滑

1 cm

腹面有一条较
宽而深的纵沟

▼ 麸炒薏苡仁 | 质脆，有香气

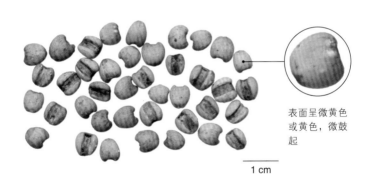

表面呈微黄色
或黄色，微鼓
起

1 cm

《补遗雷公炮制便览》薏苡仁炮制图 ▶
《雷公炮炙论》记载："夫用一两，以糯
米二两同熬，令糯米熟，去糯米，取
使。若更以盐汤煮过，别是一般修，制
亦得。"

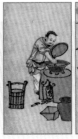
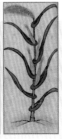

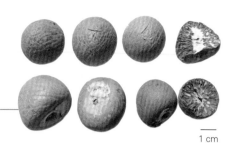

槟榔

Binglang

学名：Arecae Semen

1 cm

 来　源　棕榈科植物槟榔 *Areca caecthu* L. 的干燥成熟种子。春末至秋初采收成熟果实，用水煮后，干燥，除去果皮，取出种子，干燥。

 性味功效　苦、辛，温。杀虫消积，降气，行水，截疟。

 饮片比较

	制作方法	功效
槟榔	取原药材，除去杂质，浸泡，润透，切薄片，阴干	**生品**丨作用较猛，以杀虫，降气，行水消肿，截疟力胜。用于绦虫，姜片虫，蛔虫及水肿，脚气，疟疾
炒槟榔	取槟榔片，置炒制容器内，用文火炒至微黄色，取出，放凉	**制品**丨药性缓和，以免耗气伤正，并能减少服用后恶心、腹泻、腹痛的副作用，长于消积行滞。用于食积不消，里急后重
焦槟榔	取槟榔片，置炒制容器内，用中火炒至焦黄色，取出，放凉	**制品**丨作用与炒槟榔相似而稍弱，但伐正气的作用也弱于炒槟榔

评注　槟榔为中国"四大南药"之一，其质地坚硬，且所含的有效成分槟榔碱为小分子季铵碱，易溶于水，因此切片前的软化工艺尤为重要，长时间浸泡或反复换水都会导致有效成分损失，时间太短又会导致切制时皱纹片、翘片等不合格饮片产生。

槟榔为利气消积之品，不利于正气，炒后可缓和药性，但即便如此，也不适合长期服用。

▼ 槟榔 | 质脆易碎，气微，味涩微苦

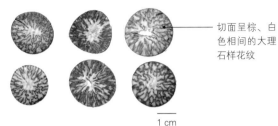

切面呈棕、白色相间的大理石样花纹

1 cm

▼ 炒槟榔 | 质脆易碎，有焦香气，味苦涩

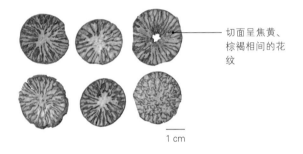

切面呈焦黄、棕褐相间的花纹

1 cm

▼ 焦槟榔 | 质脆易碎，有焦香气，味苦涩

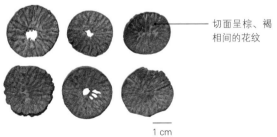

切面呈棕、褐相间的花纹

1 cm

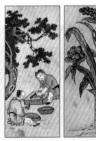

《补遗雷公炮制便览》槟榔炮制图 ▶

《雷公炮炙论》："欲使，先以刀刮去底，细切。勿经火，恐无力效。若熟使，不如不用。"

鸡冠花
Jiguanhua

学名：Celosiae Cristatae Flos

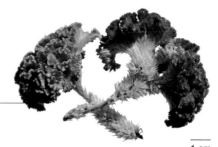

———
1 cm

 来　源　苋科植物鸡冠花 *Celosia cristata* L.的干燥花序。秋季花盛开时采收，晒干。

 性味功效　甘、涩，凉。收敛止血，止带，止痢。

 饮片比较

	制作方法	功效
鸡冠花	取原药材，除去杂质及残茎，切段	**生品** | 收涩之中兼有清热作用。多用于湿热带下，湿热痢疾，湿热便血和痔血等证
鸡冠花炭	取净鸡冠花段，置炒制容器内，中火炒至焦黑色，喷淋少许清水，灭尽火星，取出，晾凉	**制品** | 凉性减弱，收涩作用增强。常用于吐血、便血、崩漏反复不愈及带下，久痢不止

评注　鸡冠花、鸡冠花炭是《中国药典》(2005 版)收载的法定炮制品种，传统认为炒炭后凉性减弱，收涩作用增强，可治吐血、便血、崩漏及带下等。

但有实验显示，鸡冠花制炭后止血效果并不明显，且药材制成炭后损耗率达50%左右。对这一问题，有待进一步研究探讨。

▼ 鸡冠花 | 体轻，质柔韧，气微，味淡

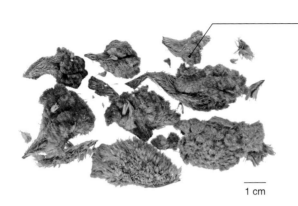

表面黄白色、红色或紫色，多扁平而肥厚，具皱褶

果实盖裂，种子扁圆肾形，黑色，有光泽

1 cm

▼ 鸡冠花炭 | 质轻，易碎，味苦、涩

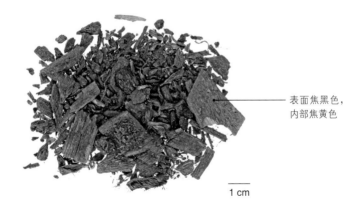

表面焦黑色，内部焦黄色

1 cm

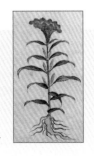

《补遗雷公炮制便览》鸡冠花图 ▶

罂粟壳
Yingsuqiao

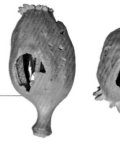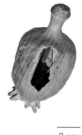

2 cm

学名：Papaveris Pericarpium

 来　源　罂粟科植物罂粟 *Papaver somniferum* L. 的干燥成熟果壳。秋季将已割取浆汁后的成熟果实摘下，破开，除去种子及枝梗，干燥。

 性味功效　酸、涩，平；有毒。敛肺，涩肠，止痛。

饮片比较

	制作方法	功效
罂粟壳	取原药材，除去杂质，捣碎或洗净，润透，切丝或块	生品丨以止痛力胜，收敛作用亦强，多用于脘腹疼痛，筋骨疼痛；亦可用于久咳少痰或久泻久痢
醋罂粟壳	取净罂粟壳，加米醋拌匀，闷润至米醋被吸尽，置炒制容器内炒干，取出，晾凉。每100公斤罂粟壳用炼蜜25公斤	制品丨涩肠止泻作用增强，用于泻痢长久不愈
蜜罂粟壳	取炼蜜用适量开水稀释，加入净罂粟壳，闷润至蜜水被吸尽，置炒制容器内，用文火炒至不黏手，取出，晾凉。每100公斤罂粟壳，用米醋20公斤	制品丨润肺止咳作用增强，常用于肺虚久咳

评注　罂粟壳生品与制品作用基本一致。在临床上，生品多用于止痛，但亦有令人呕吐的副作用，蜜制品多用于止咳，醋制品多用于止泻。但不论生品还是制品均以敛涩之功见长，敛肺止咳、涩肠止泻作用虽强，但亦能敛邪气，故咳嗽或泻痢初起忌用，并且不宜久服多服，以免出现成瘾、中毒的不良后果。

▼ **罂粟壳** | 质轻脆，气微

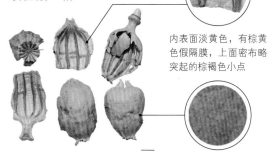

内表面淡黄色，有棕黄色假隔膜，上面密布略突起的棕褐色小点

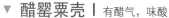
1 cm

外表面棕色，微有光泽

▼ **醋罂粟壳** | 有醋气，味酸

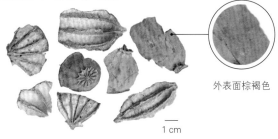

外表面棕褐色

1 cm

▼ **蜜罂粟壳** | 略有黏性，味甜

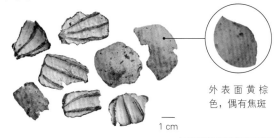

外表面黄棕色，偶有焦斑

1 cm

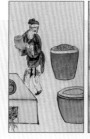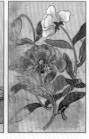

《食物本草》炮制罂粟图（左）▶
《补遗雷公炮制便览》罂粟图（右）▶

续断
Xuduan

学名：Dipsaci Radix

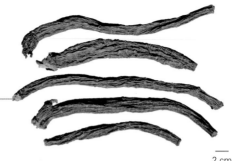

2 cm

 来　源　川续断科植物川续断 *Dipsacus asper*. Wall. ex Henry 的干燥根。秋季采挖，除去根头及须根，用微火烘至半干，堆置"发汗"至内部变绿色时，再烘干。

 性味功效　苦、辛，微温。补肝肾，强筋骨，续折伤，止崩漏。

 饮片比较

	制作方法	功效
续断	取原药材，洗净，润透，切厚片，干燥	生品丨补肝肾，通血脉，强筋骨，多用于筋骨疼痛
酒续断	取续断片，加黄酒拌匀，闷润至酒被吸尽后，置炒制容器内，用文火炒干至微带黑色，取出，放凉。每100公斤续断片，用黄酒10公斤	制品丨能增强通血脉强筋骨作用，多用于风湿痹痛，跌打损伤
盐续断	取续断片，加盐水拌匀，闷润至盐水被吸尽后，置炒制容器内，用文火炒干，取出，放凉。每100公斤续断片，用盐2公斤	制品丨经盐制后可引药下行，增强补肝肾作用，多用于肝肾不足，腰膝酸软或胎动漏血

评注　续断因可接续断伤而得名，《本草汇言》曰："大抵所断之血脉非此不续，所伤之筋骨非此不养，所滞之关节非此不利，所损之胎孕非此不安。"

酒续断利用酒的活血通络作用，使其更适于跌打损伤、风湿痹痛；盐续断则利用盐水引药下行，使其更适于肝肾不足导致的崩漏下血、遗尿、遗精。

▼ 续断 ┃ 气微香，味苦、微甜而后涩

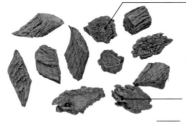

切面粗糙，微带墨绿色
或棕色，有黄色花纹

周边黄褐色或灰褐色，
有皱纹

———
1 cm

▼ 酒续断 ┃ 略有酒气，味苦辛，微甜

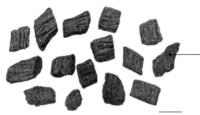

表面微黑色或
灰褐色

———
1 cm

▼ 盐续断 ┃ 味苦，微咸

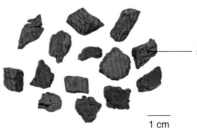

表面黑褐色

———
1 cm

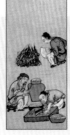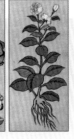

《补遗雷公炮制便览》续断炮制图 ▶
《雷公炮炙论》："采得后，横切，锉之，
又去向里硬筋了，用酒浸一伏时，焙
干用。"

动物类药

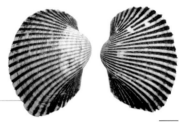

瓦楞子
Walengzi

学名：Arcae Concha

1 cm

 来　源　蚶科动物魁蚶 *Arca inflata* Reeve 的贝壳。秋、冬至次年春捕捞，洗净，置沸水中略煮，去肉，干燥。

性味功效　咸，平。消痰化瘀，软坚散结，制酸止痛。

 饮片比较

	制作方法	功效
瓦楞子	取原药材，洗净，干燥，碾碎	生品丨擅于消痰化瘀，软坚散结，用于顽痰积结，痰稠难咯，瘿瘤，瘰疬，癥瘕痞块
煅瓦楞子	取净瓦楞子，置适宜容器内，用武火煅至酥脆，取出，晾凉	制品丨质地疏脆，便于粉碎，制酸止痛力强，偏于治胃痛泛酸

评注　《中国药典》尚收载毛蚶 *Arca subcrenata* Lischke 或泥蚶 *Arca granosa* Linnaeus 的贝壳，亦作瓦楞子药用。

从唐代开始，瓦楞子的炮制方法依次有醋制、细研、炙、煅、醋煮、火煅醋淬等，近年来各地所使用的多是煅法。其主含碳酸钙，煅后生成氧化钙。氧化钙较碳酸钙易于吸收从而增强制胃酸作用。

火煅醋淬亦有其特定的炮制目的，可使瓦楞子质地酥脆，增强消痰化瘀、软坚散结和"出火毒"作用。

▼ 瓦楞子 | 质坚硬

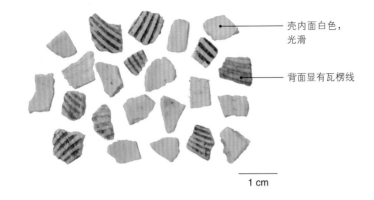

壳内面白色，光滑

背面显有瓦楞线

1 cm

▼ 煅瓦楞子 | 质酥脆

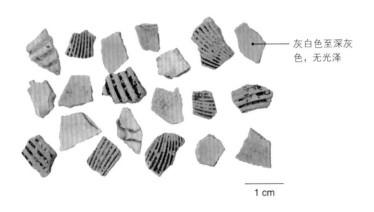

灰白色至深灰色，无光泽

1 cm

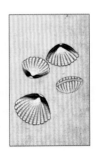

《补遗雷公炮制便览》蚶图 ▶

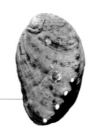
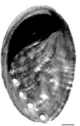

石决明

Shijueming

学名：Haliotidis Concha

——
1 cm

 来　源　鲍科动物杂色鲍 *Haliotis diversicolor* Reeve 的贝壳。夏、秋二季捕捉，去肉，洗净，干燥。

 性味功效　咸，寒。平肝潜阳，清肝明目。

 饮片比较

	制作方法	功效
石决明	取原药材，除去杂质，洗净，干燥，碾碎	生品丨偏于平肝潜阳。用于头痛眩晕，惊痫等证
煅石决明	取净石决明，置适宜容器内或置于无烟炉火上，用武火煅至酥脆，呈灰白色或青白色，取出，晾凉	制品丨咸寒之性降低，缓和平肝潜阳的功效，增强了固涩收敛，明目的作用。用于目赤，翳障，青盲雀目，痔漏成管

评注　《中国药典》尚收载皱纹盘鲍 *Haliotis discus hannai* Ino、羊鲍 *Haliotis ovina* Gmelin、澳洲鲍 *Haliotis ruber*（Leach）、耳鲍 *Haliotis asinina* Linnaeus 或白鲍 *Haliotis laevigata*（Donovan）的贝壳，亦作石决明药用。

石决明含碳酸钙90% 以上，有机质3.5% 左右，尚含有少量镁、铁、硅酸盐、磷酸盐、氯化物和极微量的碘；煅后可使碳酸钙分解，生成氧化钙，质地松脆，从而便于粉碎，利于有效成分煎出，同时有机质则被破坏，但微量元素仍保留，从而增强固涩收敛的作用。

▼ 石决明 | 质坚硬，不易破碎，无臭，味微咸

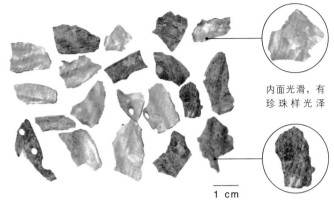

内面光滑，有
珍珠样光泽

1 cm

外面粗糙成灰棕
色，具有青灰色斑

▼ 煅石决明 | 质地酥脆，味微咸

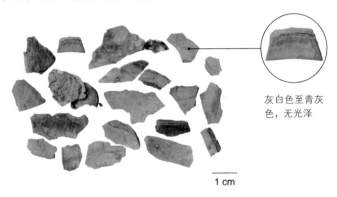

灰白色至青灰
色，无光泽

1 cm

《补遗雷公炮制便览》石决明炮制图 ▶
《雷公炮炙论》："先去上粗皮，用盐并
东流水于大瓷器中煮一伏时，了，漉
出，拭干，捣为末，研如粉……凡修
事五两，以盐半分取则……"

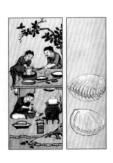

阿胶
Ejiao

学名：Asini Corii Colla

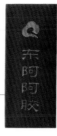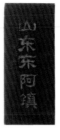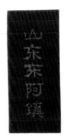

—— 2 cm

 来　源　马科动物驴 *Equus asinus* L. 的干燥皮或鲜皮经煎煮、浓缩制成的固体胶。

 性味功效　甘，平。补血滋阴，润燥，止血。

 饮片比较

	制作方法	功效
阿胶丁	取原药材，置文火上烘软，切成小方块	生品 I 长于滋阴补血。用于血虚萎黄，眩晕心悸，心烦失眠，虚风内动，温燥伤肺，干咳无痰
阿胶珠	取蛤粉适量置热锅中，中火加热至灵活状态时，投入阿胶丁，不断翻动，炒至鼓起呈圆球形，内无溏心时，取出，筛去蛤粉，晾凉	制品 I 滋腻之性降低，同时矫正了不良气味，善于益肺润燥。用于阴虚咳嗽，久咳少痰或痰中带血

评注

利用具有清热化痰作用的蛤粉炮制阿胶可达到多方面的目的。首先，阿胶由于是由驴皮熬制而成，带有一定的腥臭气味，蛤粉炒后可矫臭矫味；其次，阿胶不耐热，细腻的蛤粉可把锅内的温度控制在一定范围之内，便于炒制成型；再有，阿胶属于胶类药物，具有滋腻之性，影响脾胃的运化功能，蛤粉炒后可降低其滋腻之性；另外，蛤粉本身还有增强滋阴降火、化痰的作用。

临床上还有用到蒲黄炒阿胶，是利用蒲黄来增强阿胶的止血安络作用，主要用于阴虚咯血，崩漏，便血。

▼ **阿胶 |** 质硬而脆，气微腥，味微甘

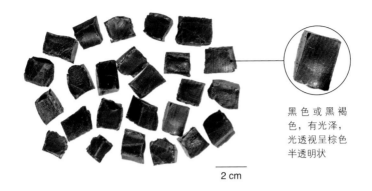

黑色或黑褐
色，有光泽，
光透视呈棕色
半透明状

2 cm

▼ **阿胶珠 |** 质脆，气微香，味微甘

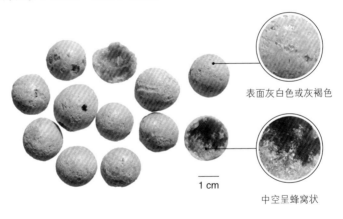

表面灰白色或灰褐色

中空呈蜂窝状

1 cm

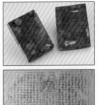

清道光年间的阿胶及仿单(存于香港浸会大学中医药博物馆)▶
此仿单相当于阿胶使用官方"说明书"，从阿胶用水，到毛驴喂
养、选皮以及制胶整个过程，还有银锅金铲的使用都有严格要求
和说明，并有真假阿胶的辨别方法以提醒消费者。仿单最后还有
针对不同妇科保健提出的几种服疗配方。

斑蝥
Banmao

学名：Mylabris

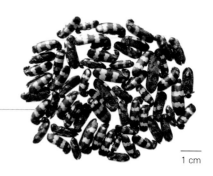

1 cm

 来　源　芫青科昆虫黄黑小斑蝥 *Mylabris cichorii* Linnaeus 的干燥虫体。夏、秋二季捕捉，闷死或烫死，晒干。

 性味功效　辛，热；有大毒。破血消癥，攻毒蚀疮，引赤发泡。

 饮片比较

	制作方法	功效
斑蝥	取原药材，除去杂质	生品｜多外用，毒性较大，以攻毒蚀疮为主。用于瘰疬痈疮，痈疽肿毒，顽癣瘙痒等症
米斑蝥	取生斑蝥与米拌炒，至米呈黄棕色，取出，筛去米，除去头、翅、足。每10公斤斑蝥，用米2公斤	制品｜毒性较低，并矫正了气味，可内服，以通经，破癥散结为主。用于经闭癥痕，狂犬咬伤，瘰疬，肝癌，胃癌等症

评注　《中国药典》尚收载南方大斑蝥 *Mylabris phalerata* Pallas 的干燥虫体，亦作斑蝥药用。

用米炒法炮制斑蝥，目的是多方面的，可以去其腥臭气味，可以使药物受热均匀，质地酥脆，可以通过米颜色的变化，判断炮制火候，而最重要的是可以降低药物毒性。

现代研究也证实了米炒斑蝥的科学性。斑蝥中有毒物质为斑蝥素，其在84℃开始升华，升华点为110℃，米炒时锅温为128℃，正适合斑蝥素的升华，又不至于温度太高使斑蝥焦化。现代还出现了用低浓度药用氢氧化钠溶液炮制法，可使斑蝥素在虫体内转化为斑蝥酸钠，从而降低毒性。

▼ 斑蝥 | 有特殊臭气

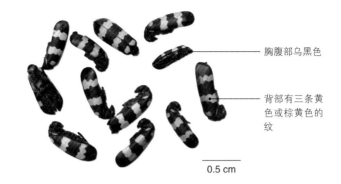

胸腹部乌黑色

背部有三条黄色或棕黄色的纹

0.5 cm

▼ 米斑蝥 | 臭味轻微

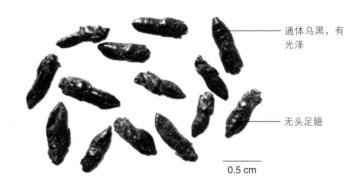

通体乌黑，有光泽

无头足翅

0.5 cm

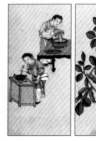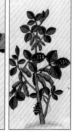

《补遗雷公炮制便览》斑蝥炮制图 ▶
《雷公炮炙论》记载："用糯米、小麻子相拌，同炒，待米黄黑出，去麻子等，去两翅、足并头，用血余裹，悬于东墙角一夜，至明取用。"

蛤壳
Geqiao

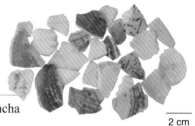

2 cm

学名：Meretricis Concha cyclinae oncha

 来　源　帘蛤科动物文蛤 *Meretrix meretrix* Linnaeus 的贝壳。夏、秋二季捕捞，去肉，洗净，晒干。

 性味功效　苦、咸，寒。清热化痰，软坚散结，制酸止痛。

饮片比较

	制作方法	功效
蛤壳	取原药材，洗净，碾碎，干燥	生品｜偏于软坚散结。用于瘰疬、瘿瘤、痰核等
煅蛤壳	取净蛤壳，置适宜容器内或无烟的炉火上，用武火煅至酥脆，取出，晾凉，研碎或研粉	制品｜易于粉碎，增强了化痰制酸的作用。用于痰火咳嗽，胸胁疼痛，痰中带血，胃痛吞酸等；外治湿疹，烫伤

评注　《中国药典》尚收载青蛤 *Cyclina sinensis* Gmelin 的贝壳，亦作蛤壳药用。

《神农本草经》即有蛤壳的记载，并列为上品。蛤壳中含有碳酸钙、角质、钠、铝、铁、锶等元素，经火煅后，能使主要成分碳酸钙受热分解成氧化钙，质地变疏松，易于粉碎，提高煎出率。煅蛤壳外用时渗湿收敛作用较生品强，内服后收敛制酸作用也强于生品。

炮制上还常将蛤壳磨成粉作为辅料使用，如阿胶用蛤壳炒后可降低滋腻之性，瓜蒌子用蛤粉炒后可增强清肺化痰作用，鹿角胶用蛤粉炒后可使质地变酥脆等。

▼ 蛤壳 | 质坚实，味淡

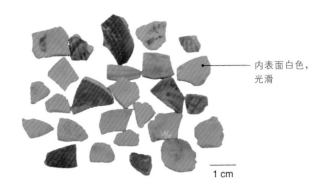

内表面白色，
光滑

1 cm

▼ 煅蛤壳 | 质地疏松，无臭，味微咸

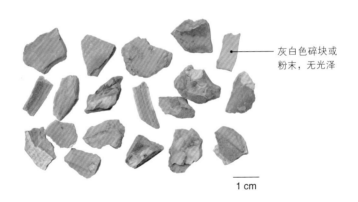

灰白色碎块或
粉末，无光泽

1 cm

《补遗雷公炮制便览》蛤壳炮制图 ▶

《雷公炮炙论》记载："凡修事一两，于
浆水中煮一伏时后，却以地骨皮、柏
叶二味，又煮一伏时后出，于东流水
中淘三遍，拭干，细捣，研如粉，然
后用。凡一两，用地骨皮二两，并细
锉，以东流水淘取用之。"

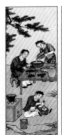
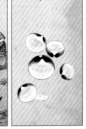

各 论

220

僵蚕
Jiangcan

学名：Bombyx Batryticatus

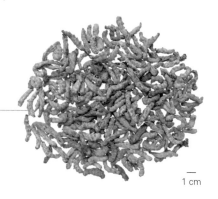

—
1 cm

 来　源　蚕娥科昆虫家蚕 *Bombyx mori* Linnaeus 4～5龄的幼虫感染白僵菌 *Beauveria bassiana* (Bals.) Vuillant 而致死的干燥体。多于春、秋季生产，将感染白僵菌病死的蚕干燥。

 性味功效　咸、辛，平。祛风定惊，化痰散结。

 饮片比较

	制作方法	功效
僵蚕	取原药材，除去杂质，淘洗，干燥	生品｜辛散之力较强，药力较猛。用于惊痫抽搐，风疹瘙痒，肝风头痛等症
麸炒僵蚕	取麦麸撒入热锅内，中火加热，待冒烟时加入净僵蚕，炒至表面黄色，取出，筛去麦麸，放凉。每100公斤僵蚕，用麦麸10公斤	制品｜疏风解表之力稍减，长于化痰散结。用于瘰疬痰核，中风失音等症

评注　僵蚕气味腥臭，表面还被有菌丝，从南北朝开始就使用不同辅料和多种方法来炮制。现代较常用的方法为麸炒法，麸炒后能矫臭味，以免伤患者的胃气，同时有助于去除其表面的菌丝，并易于粉碎，从而使药物更好的发挥疗效。

在僵蚕的其他加辅料制法中，姜制能增强化痰散结作用；醋制能增强祛风定惊作用；盐制能增强化瘰疬痰核的疗效。

▼ **僵蚕** | 质硬而脆，易折断，气微腥，味微咸

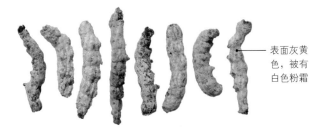

— 表面灰黄色，被有白色粉霜

断面棕黑色，有光泽

▼ **麸炒僵蚕** | 腥气减弱，味微咸

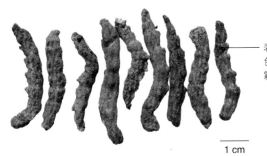

— 表面黄棕色，无粉霜

断面棕黑色，有光泽

1 cm

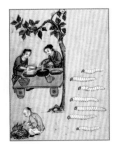

《补遗雷公炮制便览》僵蚕炮制图 ▶
《雷公炮炙论》记载："凡使，先须以糯米泔浸一日，待蚕桑涎出，如蜗牛涎，浮于水面上，然后漉出，微火焙干，以布净拭蚕上黄肉毛，并黑口甲了，单捣筛如粉用也。"

鳖甲
Biejia

学名：Trionycis Carapax

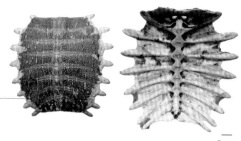

—
3 cm

 来　源　鳖科动物中华鳖 *Trionyx sinensis* Wiegmann 的背甲。全年均可捕捉，以秋、冬二季为多，捕捉后杀死，置沸水中烫至背甲上的硬皮能剥落时，取出，剥去背甲，除去残肉，晒干。

 性味功效　咸，微寒。滋阴潜阳，软坚散结，退热除蒸。

 饮片比较

	制作方法	功效
鳖甲	取原药材，置蒸锅内，沸水蒸45分钟，取出，放入热水中，立即用硬刷除去皮肉，洗净，干燥。	生品丨养阴清热，潜阳息风之力较强。用于热病伤阴或内伤虚热，虚风内动等症
醋鳖甲	取砂子置锅中，用武火炒热至灵活状态，加入净鳖甲，拌炒至表面呈淡黄色，取出，筛去砂子。将烫制过的鳖甲趁热倒入醋内淬之，待吸透后，取出，干燥。用时捣碎。每100公斤鳖甲，用醋20公斤	制品丨软坚散结的作用增强。用于癥瘕积聚，阴虚潮热，月经停闭

评注　鳖甲药材中，常附有残肉和皮膜，传统上是用水长时间浸泡，使其自然腐烂，用水漂洗去除，此法生产周期长，污染环境，并且损失药效。现代采用酵母菌法、胰脏净制法等可有效的缩短浸泡时间，并且出胶率也高。

鳖甲经过砂炒醋淬后，质变酥脆，易于粉碎及煎出有效成分，并能矫臭矫味，同时还能增强药物入肝消积，软坚散结的作用。

▼ 鳖甲 | 质坚硬，气微腥，味淡

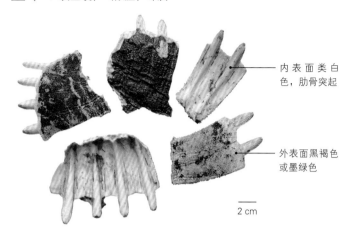

内表面类白色，肋骨突起

外表面黑褐色或墨绿色

2 cm

▼ 醋鳖甲 | 质酥脆，略有醋气

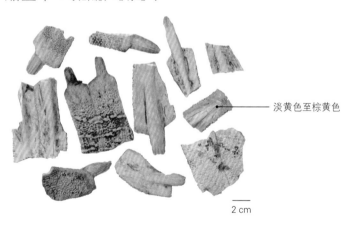

淡黄色至棕黄色

2 cm

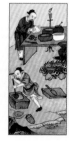
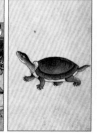

《补遗雷公炮制便览》鳖甲炮制图 ▶
《雷公炮炙论》记载："每个鳖甲，以六一泥固济瓶子底了，干，于大火以物支于中，与头醋下火煮之，尽三升醋为度，仍去裙并肋骨了，方炙干，然入药中用。"

矿物类药

白矾
Baifan

学名：Alumen

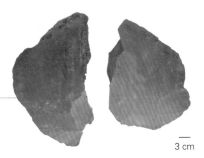

—
3 cm

 来　源　硫酸盐类矿物明矾经加工提炼制成，主含含水硫酸铝钾
〔KAl(SO$_4$)$_2$ · 12H$_2$O 〕。

 性味功效　酸、涩，寒。外用解毒杀虫，燥湿止痒；内服止血止泻，祛
除风痰。

 饮片比较

	制作方法	功效
白矾	取原药材，除去杂质，用时捣碎	生品 l 擅长解毒，杀虫，消痰，燥湿，止痒。用于湿疹，疥癣，癫痫，中风，喉痹
枯矾	取净白矾，敲成小块，置煅锅内，用武火加热至熔化，继续煅至膨胀松泡呈白色蜂窝状，停火，放凉后取出，研成细粉	制品 l 酸寒之性降低，涌吐作用减弱，增强了收涩敛疮，生肌，止血，化腐的作用。用于湿疹湿疮，聤耳流脓，阴痒带下，久泻，便血，崩漏，鼻衄，齿衄，鼻息肉

评注　煅制白矾容器应选用耐火瓷器，不宜用铁锅，因为在高温煅制情况下，白矾会与铁反应生成红色的Fe$_2$O$_3$，影响产品色泽，同时铁盐含量也会超标。煅制过程中应一次煅透，中途不得停火，不要搅拌，否则会出现煅不透的现象，形成不合格的"僵块"。煅制温度也不能太高，应控制在180 ~ 260℃，白矾在260℃左右脱水基本完成，750℃大量脱硫，产生硫酸钾、三氧化二铝、三氧化硫。

白矾服用不宜过量，量大易致呕吐，且其具克伐之性，体虚胃弱者不宜用。

▼ 白矾 | 质硬而脆，气微，味微甘而极涩

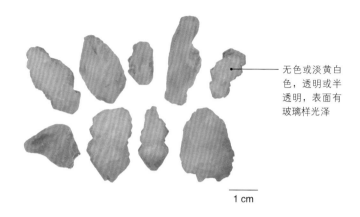

无色或淡黄白色，透明或半透明，表面有玻璃样光泽

1 cm

▼ 枯矾 | 体轻质松，手捻易碎，味淡

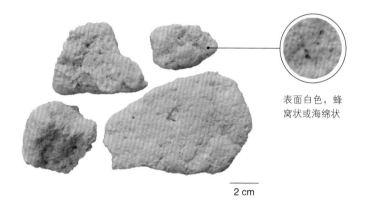

表面白色，蜂窝状或海绵状

2 cm

《补遗雷公炮制便览》白矾炮制图 ▶

《雷公炮炙论》记载："凡使，须以瓷瓶盛，于火中煅，令内外通赤，用钳揭起盖，旋安石蜂窠于赤瓶子中，烧蜂窠尽为度，将钳夹出，放冷、敲碎，入钵中研如粉后。于屋下掘一坑，可深五寸，却，以纸裹留坑中一宿，取出，再研。每修事十两，用石蜂窠六两，烧尽为度。"

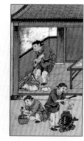
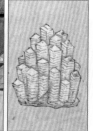

石膏

Shigao

学名：Gypsum Fibrosum

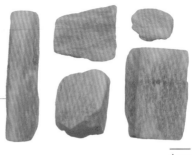

1 cm

 来　源　硫酸盐类矿物硬石膏族石膏，主含含水硫酸钙（ $CaSO_4 \cdot 2H_2O$ ），采挖后，除去泥沙及杂石。

 性味功效　甘、辛，大寒。清热泻火，除烦止渴，收湿，生肌，敛疮，止血。

 饮片比较

	制作方法	功效
石膏	取原药材，洗净，干燥，打碎，除去杂石，粉碎成粗粉	生品｜大寒，清热泻火，除烦止渴作用较强，用于外感热病，高热烦渴，肺热喘咳，胃火亢盛，头痛，牙痛
煅石膏	取生石膏块，置适宜容器内或无烟炉火中，用武火煅至红透、酥松，取出，晾凉	制品｜寒性减弱，清热力较缓，收湿，生肌，敛疮，止血较强，外用于溃疡不敛，湿疹瘙痒，水火烫伤，外伤、出血

评注　生石膏为含水硫酸钙，加热至80～90℃开始失水，至225℃可全部脱水转化成煅石膏，其化学成分特征虽无变化，但其物理性状已不同于石膏，应属长石（硬石膏）。电镜观察生煅石膏发现，生石膏的粉末晶体形状结构整齐而紧密，而煅石膏的粉末结晶形状结构则疏松而无规则。

石膏表层的红棕色及灰黄色矿物质和质次硬石膏中含砷量较高，故应注意石膏的来源与品质，净制时应将表层及内部夹石杂质去除。

▼ 石膏 | 体重，质硬而松，气微，味淡

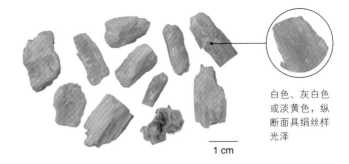

白色、灰白色或淡黄色，纵断面具绢丝样光泽

▼ 煅石膏 | 体较轻，质软，易碎，捏之成粉，气微，味淡

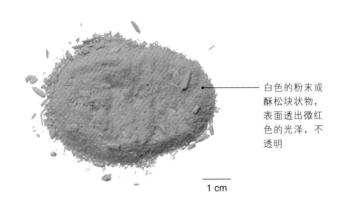

白色的粉末或酥松块状物，表面透出微红色的光泽，不透明

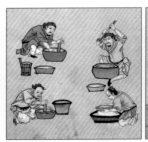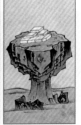

《补遗雷公炮制便览》石膏炮制图 ▶
《雷公炮炙论》："凡使之，先于石臼中捣成粉，以夹物罗过，生甘草水飞过了，水尽令干，重研用之。"

朱砂
Zhusha

学名：Cinnabaris

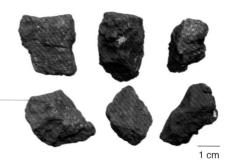

1 cm

 来　源　硫化物类矿物辰砂族辰砂，主含硫化汞(HgS)。采挖后，选取纯净者，用磁铁吸净含铁的杂质，再用水淘去杂石和泥沙。

 性味功效　甘，微寒；有毒。清心镇惊，安神解毒。

 饮片比较

	制作方法	功效
朱砂粉	取原药材，用磁铁吸去铁屑，置容器内，加适量水研磨成糊状，再加多量水，搅拌，倾出混悬液，残渣再按上法反复操作数次，直至手捻细腻，无亮星为止，合并混悬液，静置，分取沉淀，晾干或40℃以下干燥	制品 I 内服能清心镇惊，安神，外用可杀菌解毒，生肌长肉。本品临床应用只入丸散，或冲服，不入煎剂，水飞极细粉能清除杂质降低毒性，便于应用，故无论内服外用，均宜水飞过用。用于心悸易惊，失眠多梦，癫痫发狂，小儿惊风，视物昏花，口疮，喉痹，疮疡肿毒

　　朱砂是一味传统矿物药材，临床疗效肯定，如朱砂安神丸、安宫牛黄丸等均以其为主要原料，但亦有一定的毒性。其毒性主要来源于所含的游离汞和可溶性汞盐，水飞后，除可使质地细腻外，还可有效除去这些毒性物质，达到减毒的目的。

　　朱砂在炮制过程中还有"忌铁器"、"忌火煅"的要求，认为朱砂与金属接触，或高温加热都容易析出游离汞，导致毒性增加。因此临床上要避免使用质地不纯，颜色发黑的朱砂。

评注

▼ 朱砂粉 | 质较重而酥，易研细，无臭无味

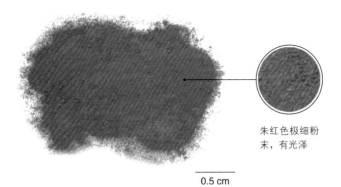

朱红色极细粉
末，有光泽

0.5 cm

《补遗雷公炮制便览》朱砂炮制图 ▶

《雷公炮炙论》记载："夫修事朱砂，先于一静室内焚香斋沐，然后取砂，以香水浴过了，拭干，即碎捣之，后向钵中，更研三伏时，竟，取一瓷锅子，着研了砂于内，用甘草、紫背天葵、五方草各锉之，着砂上下，以东流水煮，亦三伏时，勿令水火缺失，时候满，去三件草，又以东流水淘令净，干晒，又研如粉。用小瓷瓶子盛，又入青芝草、山须草半两，盖之，下十斤火煅，从巳至子时方歇，候冷，再研似粉。如要服，则入熬蜜，丸如细麻子许大，空腹服一丸。如要入药中用，则依此法。凡煅，自然住火，每五两朱砂，用甘草二两、紫背天葵一镒、五方草自然汁一镒，若东流水，取足。"

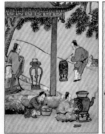

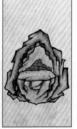

自然铜
Zirantong

学名：Pyritum

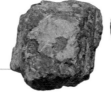

1 cm

 来　源　硫化物类矿物黄铁矿族黄铁矿，主含二硫化铁（FeS_2）。采挖后，除去杂石。

性味功效　辛、平。散瘀，接骨，止痛。

饮片比较

	制作方法	功效
自然铜	取原药材，除去杂质，洗净，干燥，砸碎	生品▏多外用于头风疼痛，项下气瘿
煅自然铜	取净自然铜小块，置适宜容器内，用武火煅至暗红，立即取出，投入醋液中淬，待冷却后，重复煅烧醋淬至表面呈黑褐色，光泽消失并酥松，干燥后粉碎成粗粉。每100公斤自然酮，用醋30公斤	制品▏质地酥脆，便于粉碎加工，利于煎出有效成分，可增强散瘀止痛的作用，临床多用于跌扑肿痛，筋骨折伤，关节疼痛，心气刺痛

评注

自然铜为中医骨科之要药，具有散瘀，接骨，止痛的功能，但须煅淬过方能达到此目的，如八厘散、驳骨丸所用均为煅自然铜。自然铜煅后除质地变酥脆，其内在成分也发生改变，所含的FeS_2转变为FeS，醋淬后，还可形成一定量的$FeSO_4$，从而提高有效成分煎出率，增强散瘀止痛作用。

自然铜煅制温度亦不可过高，否则FeS会转变为磁性Fe_3O_4，不符合传统无磁性的品质要求。

▼ 自然铜 | 为小方块状，质重而硬

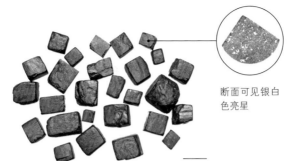

断面可见银白色亮星

未氧化者表面亮淡黄色，有金属光泽，已氧化者黄棕色或棕褐色，无金属光泽

1 cm

▼ 煅自然铜 | 质地疏松，微有醋味，碾碎后呈无定型黑色粉末

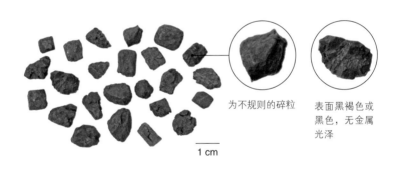

为不规则的碎粒

表面黑褐色或黑色，无金属光泽

1 cm

《补遗雷公炮制便览》自然铜炮制图 ▶
《雷公炮炙论》记载："如采得，先捶碎，同甘草汤煮一伏时，至明漉出，摊令干，入臼中捣了，重筛过，以醋浸一宿，至明，用六一泥泥瓷合子，约盛得二升已来，于文武火中养三日夜，才干，便用盖盖了泥，用火煅两伏时，去土，抉盖，研如粉用。若修事五两，以醋两镒为度。"

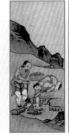
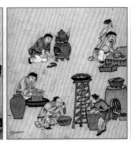
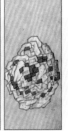

芒硝
Mangxiao

学名：Natrii Sulfas

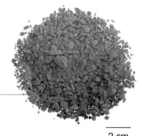

2 cm

 来　源　硫酸盐类矿物芒硝族芒硝，经加工精制而成的晶体，主含含水硫酸钠（$Na_2SO_4 \cdot 10H_2O$）。

 性味功效　咸、苦，寒。泻热通便，润燥软坚，清火消肿。

 饮片比较

	制作方法	功效
芒硝	取适量鲜萝卜，洗净，切成片，置锅中，加适量水煮透，投入适量原药材共煮，至全部溶化，取出过滤，放冷，待晶大部分析出，取出置避风处适当干燥即得，其结晶母液经浓缩后可继续析出结晶，直至不再析出结晶为止。每100公斤芒硝，用萝卜20公斤	生品｜质地纯净，咸寒之性缓和，润燥软坚，消导，下气通便作用增强。用于实热便秘，大便燥结，积滞腹痛，肠痛肿痛
玄明粉	取净芒硝，打碎，包裹悬挂于阴凉通风处，令其自然风化失去结晶水，全部呈白色质轻粉末，过筛	制品｜性能较芒硝缓和，而且可以用于疮面、黏膜、眼内等外伤疾病

评注　芒硝的原药材又名朴硝，杂质较多，在炮制过程中，利用萝卜的吸附作用，可吸附其中的杂质，使质地纯净，且萝卜性温，具有消导降气之功，可缓和芒硝的咸寒之性，增强下气通便之功。

传统制芒硝均在冬季进行，气温较高不易析出结晶，在0℃或0℃以下，往往表面或整体结冰，难以滤出结晶。一般在2～4℃操作较好。

▼ 芒硝 | 质脆易碎，味微苦咸，气无

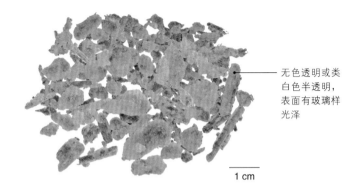

无色透明或类
白色半透明，
表面有玻璃样
光泽

1 cm

▼ 玄明粉 | 白色粉末，用手搓之有涩感，味微苦咸，气无

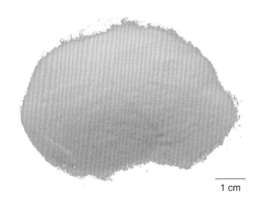

1 cm

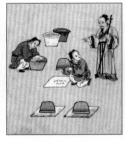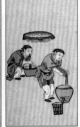

《补遗雷公炮制便览》玄明粉(左)▶
芒硝(右)炮制图 ▶
《雷公炮炙论》记载："凡使，先以水飞过，用
五重纸滴过，去脚于铛中干之。方入乳钵，
研如粉，任用。"

雄黄
Xionghuang

学名：Realgar

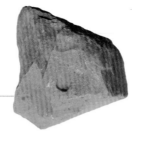
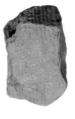

——
1 cm

 来　源　为硫化物类矿物雄黄族雄黄，主含二硫化二砷（As_2S_2）。采挖后，除去杂质。

 性味功效　辛，温。解毒杀虫，燥湿祛痰，截疟。

 饮片比较

	制作方法	功效
雄黄粉	取原药材，除去杂质及石块，打成碎粒置容器内，加入适量清水共研细，再加多量水，搅拌，倾取混悬液，残渣再按上法反复操作数次，合并混悬液，静置，分取沉淀，晾干，研细	制品 I 水飞制成极细粉，可除杂质、夹石，降低毒性，便于内服外用

评注　雄黄为主含硫化砷的矿石，未经加工炮制过的雄黄毒性较大，不可内服，水飞后不但可使质地细腻，还可明显降低有毒的可溶性砷的量。雄黄的炮制传统还有"忌火煅"，"雄黄见火毒如砒"的要求和注释，这是因为雄黄如在空气中受热，当温度上升到180℃以上，至200~250℃时，As_2S_2大量转化生成As_2O_3，即砒霜，导致毒性增加，故水飞后宜低温干燥或晾干。

▼ 雄黄粉 | 质重，气特异而刺鼻，味淡

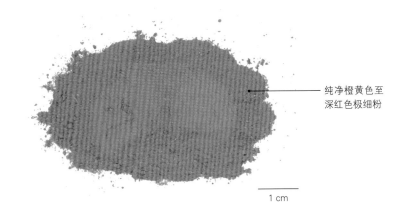

纯净橙黄色至
深红色极细粉

1 cm

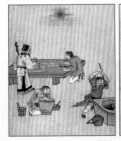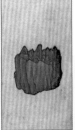

《补遗雷公炮制便览》雄黄炮制图 ▶

《雷公炮炙论》记载："凡修事，先以甘草、紫背
天葵、地胆、碧棱花四件，并细锉。每件各五
两，雄黄三两，下东流水入坩埚中，煮三伏时，
漉出，捣如粉，水飞，澄去黑者，晒干，再研，
方入药用。"

炉甘石
Luganshi

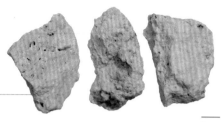

学名：Calamina

1 cm

 来　源　碳酸盐类矿物方解石菱锌矿，主含碳酸锌（ZnCO$_3$）。采挖后，洗净，晒干，除去杂石。

 性味功效　甘，平。解毒明目退翳，收湿止痒敛疮。

 饮片比较

	制作方法	功效
炉甘石	取原药材，除去杂质，打碎	**生品**｜生品一般不入药
煅炉甘石	取炉甘石，置耐火容器内，用武火加热，煅至红透，取出，立即倒入水中浸淬，搅拌，倾取上层水中混悬液，残渣继续煅淬3~4次，至不能混悬为度，合并混悬液，静置，待澄清后倾去上层清水，干燥	**制品**｜质地纯洁细腻，消除对黏膜、创面的刺激性，适用于眼科及皮肤科。不作内服，专作外用，一般多入外敷剂

评注　炉甘石是明目退翳、收湿、止痒、敛疮的常用药，主含碳酸锌，煅后转化为氧化锌。氧化锌内服不吸收，外敷于黏膜疮疡面有收敛吸湿消炎作用。在眼内吸收还可参与维生素A还原酶的构成，因而可治疗暗适应能力下降等症。水飞后除可使质地细腻外，还减少了铅等毒性成分的含量。

根据临床需要，还可用黄连汤或三黄汤制炉甘石，从而增强清热明目，敛疮收湿的功效。

▼ 炉甘石 ┃ 质轻松，易碎，有土腥气，味淡微涩

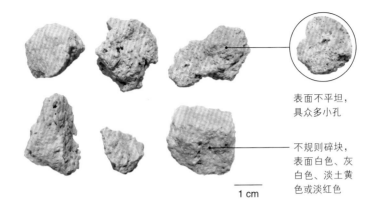

表面不平坦，
具众多小孔

不规则碎块，
表面白色、灰
白色、淡土黄
色或淡红色

1 cm

▼ 煅炉甘石 ┃ 白色或灰白色极细粉

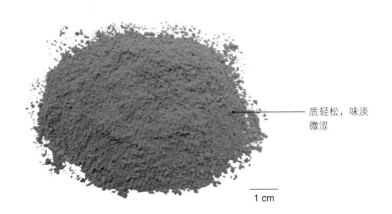

质轻松，味淡
微涩

1 cm

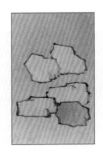

《本草品汇精要》炉甘石图 ▶

拉丁学名索引

A

B

中文名笔画索引

主要参考文献

1. 中华人民共和国药典委员会. 中华人民共和国药典. 北京：化学工业出版社. 2005

2. 刘宋. 雷敩著. 尚志钧辑校. 雷公炮炙论. 合肥：安徽科学技术出版社. 1991

3. 中华人民共和国药政管理局编. 全国中药炮制规范. 北京：人民卫生出版社. 1988

4. 叶定江，张世臣. 中药炮制学. 北京：人民卫生出版社. 1999

5. 王孝涛. 历代中药炮制法汇典（古代部分）. 南昌：江西科学技术出版社. 1998

6. 明. 刘文泰撰. 曹晖校注.《本草品汇精要》校注研究本. 北京：华夏出版社. 2004.

7. 明万历宫廷画师写绘. 补遗雷公炮制便览. 上海：上海辞书出版社. 2005

8. 国家中医药管理局《中华本草》编委会. 中华本草. 上海：上海科学技术出版社. 1999

9. 中国科学院中国植物志编辑委员会. 中国植物志. 北京：科学出版社. 1959-2004

10. 赵中振. 香港中药材图鉴. 香港：香港浸会大学. 2003

11. 赵中振，肖培根. 当代药用植物典. 第一至四册. 北京：中国医药科技出版社. 2008